プリセプターナースの
リスクマネジメント・BOOK

医療事故シミュレーションでスキルアップ！

編著 日山　亨　広島大学保健管理センター
　　 倉本 富美　三次地区医療センター

イラストレーション
いいだ いずみ

株式会社 新興医学出版社

はじめに

　この本を手に取って見てくださっているみなさま，どうもありがとうございます．このフレッシュナースなす子とベテランナースお松によるシリーズも，なんと3作目を出すことができました．この場を借りて，声援を送ってくださったみなさまにお礼申しあげます．これまでのシリーズ同様，なす子とお松らが，実際の訴訟事例を題材にカンファレンスを行います．今回は，それらに追加して，もしも医療事故が起こった場合，何をどうしたらいいのかという視点から，「医療事故シミュレーション」を行いました．それから，「医療訴訟になった場合，私はどうなる？」というみなさまの疑問にお応えできるよう，「刑事責任が問われる場合の手続きの流れ」，「民事責任が問われる場合の手続きの流れ」のQ&Aを企画しました．この2つのコーナーで，医療事故の際に，事故に関係した看護師が実際にどのような手続きの流れに身を置くことになるのか，ということをわかりやすくまとめてみたつもりです．

　特に新人ナースを指導する立場のプリセプターナースにはぜひ一読していただきたく，1, 2作目をしのぐものになるようにと意気込みを持って執筆したつもりです．フレッシュナースなす子の成長ぶりにも乞うご期待です．

　この本が医療事故を減らすきっかけの一つになり，医療事故で苦しむ患者や家族，そして医療従事者が一人でも減ることにつながれば，大変うれしく思います．

　なお，この本を執筆するにあたり，一部，独立行政法人日本学術振興会平成26年度科学研究費基盤研究(C) No.26461044の補助を受けています．

平成26年11月

著者を代表して

日山　亨

登場する人

ベテランナース（ベテナース）お松

ナース一筋ウン十年，フレッシュナースなす子を教育中．好きな言葉は「**あい**」（愛のことらしい）．

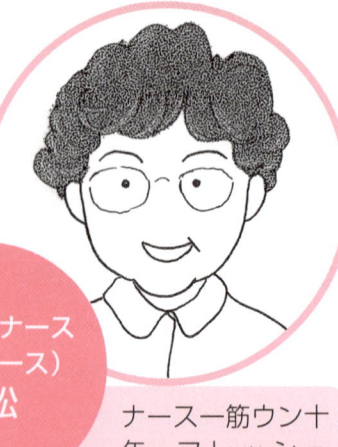

フレッシュナース（フレナース）なす子

新人ナース．日々，修行中です．てんねんナース，おおかみナースなど，いくつもの名前を持つナース!?　キャッチフレーズは，「**災い転じて，福となす子！**」．一緒に働くイケメン先生にひそかに恋心を寄せている．

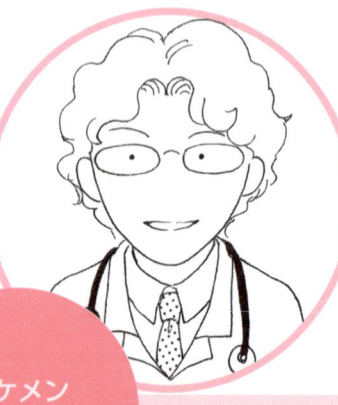

イケメン　イシダ先生

独身イケメン医師．なす子やお松たちと一緒に働いている．なす子が自分に恋心を寄せていることには，まだ，気づいていない．

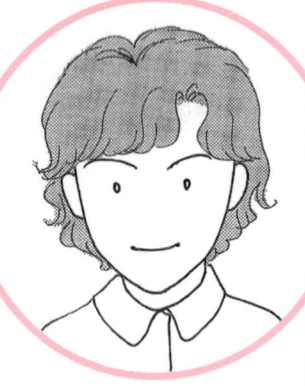

アラフォーナース　中　堅子（なか　けんこ）

中堅ナース．アラフォーを満喫中．今回も，進行係を担当します．

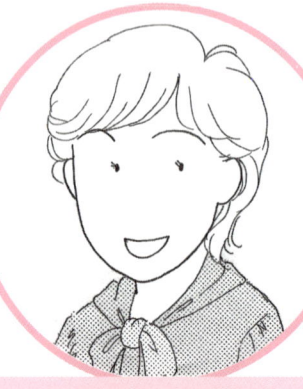

法　律華（ほう　りつか）先生

大学で法律を教えている．医事法にも詳しい．

もくじ

1 最初のカンファレンス ………………………………………………………… 5

2 看護事故－刑事＆民事責任編 ………………………………………………… 9
　　【Case 1】加湿の過失事件（刑事：大阪高裁平成 16 年 7 月 7 日判決／
　　　　　　民事：京都地裁平成 18 年 11 月 1 日判決）

3 看護事故－民事責任編 ……………………………………………………… 17
　その 1. 点滴注射 …………………………………………………………… 18
　　【Case 2】注射が痛いのは当たり前？事件（名古屋地裁平成 14 年 3 月 15 日判決）
　その 2. 感染対策 …………………………………………………………… 21
　　【Case 3】内視鏡でうつったものは？事件（広島高裁平成 24 年 5 月 24 日判決）
　その 3. 食事中の見回り …………………………………………………… 29
　　【Case 4】おにぎりが食べたい！事件（福岡地裁平成 19 年 6 月 26 日判決）
　その 4. 入浴 ………………………………………………………………… 42
　　【Case 5】よくそうでは困ります事件（千葉地裁平成 23 年 10 月 14 日判決）
　その 5. 個人情報保護 ……………………………………………………… 46
　　【Case 6】リンクナースならぬリークナース事件（福岡高裁平成 24 年 7 月 12 日判決）
　その 6. 薬剤によるアナフィラキシーショック ………………………… 50
　　【Case 7】すぐに出ました事件（最高裁平成 16 年 9 月 7 日判決）
　その 7. 患者の自殺 ………………………………………………………… 53
　　【Case 8】10 秒間のできごと事件（名古屋地裁平成 19 年 4 月 25 日判決）

Q&A

1. 院内感染が関係した裁判事例はほかにもありますか？ ……………………… 25
2. 刑事責任が問われる場合の手続きの流れは？ ………………………………… 69
3. 民事責任が問われる場合の手続きの流れは？ ………………………………… 71
4. 民事裁判の判決言い渡しはあっという間？？ ………………………………… 72

Special Approach

 1. 医療事故シミュレーション …………………………………………………… 32
 2. はじめての裁判傍聴 ………………………………………………………… 57

キーワードチェック

   起訴，不起訴，略式命令，懲役，禁錮 ……………………………………… 70

コーヒーブレーク「ナースにおすすめシネマ」

 1. フレナースなす子のおすすめ編『タイヨウのうた』スタンダードエディション … 16
 2. ベテナースお松のおすすめ編『明日の記憶』…………………………………… 28
 3. アラフォーナースけん子のおすすめ編『かもめ食堂』………………………… 41
 4. イケメン先生のおすすめ編『パッチ・アダムス』…………………………… 49
 5. りつか先生のおすすめ編『The Lady　アウンサンスーチー　ひき裂かれた愛』… 56

Free Talk

  最後にみんなで ………………………………………………………………… 73

● **Index** …………………………………………………………………………… 78

1

最初のカンファレンス

（アラフォーナースけん子，フレナースなす子，ベテナースお松，イケメン先生，りつか先生と全員が勢揃いしている）

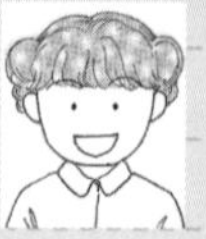

フレナースなす子：すごい，3作目ですね．やっぱり，私たちも長編シリーズとなって，ほんとうにドラえもんを追い抜く日も近いかも！　私も，これを足がかりに芸能界デビューよ．歌って踊れるナース，こうなったら，お松様とコンビ組んで，がんばるわ！　名前はどうしようかしら？　昔，ピンクレディーという2人組がブレークしたって聞いたけど，もじって，「ももいろ貴婦人」かしら？

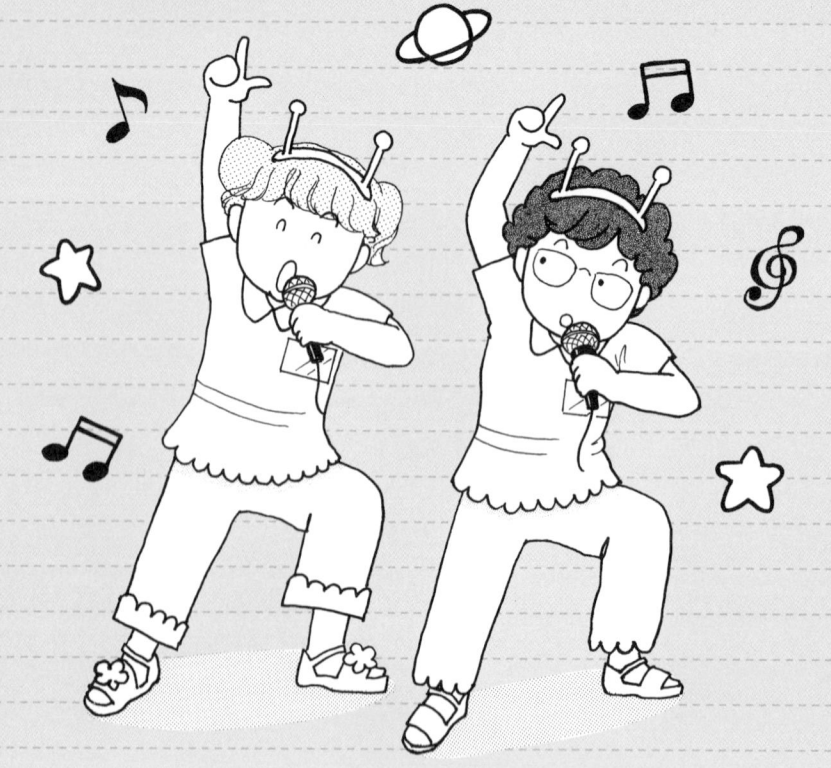

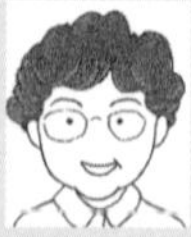

ベテナースお松：（笑顔で無視して）さあ，けん子さん，始めてもらえる？

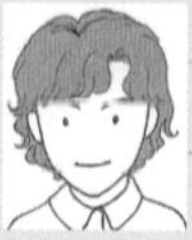

アラフォーナースけん子：じゃあ，みなさん，今回もりつか先生をお招きして，訴訟事例を題材に看護業務の重要ポイントを考えていきますね．メンバーは，なす子ちゃん，お松様，イケメン先生，そして，私ということでよろしくお願いします．みなさん，前作以上にがんばってくださいね．

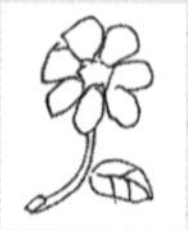

全員：は～い．

1　最初のカンファレンス

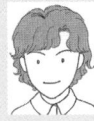
アラフォーナースけん子：りつか先生，今回は，どんな事例があるのでしょう？

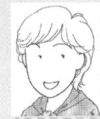
りつか先生：最初に，刑事裁判と民事裁判の両方になった事故を取り上げます．人工呼吸器の管理が関係した事故です．刑事裁判と民事裁判では視点が違うことから，裁判所の判断が異なるところがあります．刑事責任と民事責任の違いを，よりよく理解してもらえればと思います．

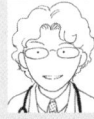
イケメン先生：1つの事故で刑事と民事の両方の裁判って大変そうですね．興味があります．

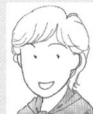
りつか先生：それから，誤嚥事故や入浴事故，患者の自殺などを取り上げますね．

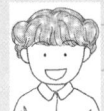
フレナースなす子：しっかり勉強させていただきます！

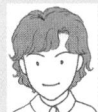
アラフォーナースけん子：それから，今回は，看護師のミスで事故を起こした場合，どのような対応が必要かのシミュレーションをやってみましょう．

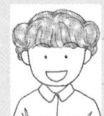
フレナースなす子：はい，それもしっかり勉強させていただきます！

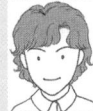
アラフォーナースけん子：なす子ちゃん，しっかりがんばるのよ．あなたも事故に関係したという設定よ．

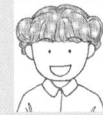
フレナースなす子：えっ？（とまどう）

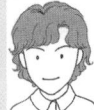
アラフォーナースけん子：それから，りつか先生，看護師が起こした医療事故が裁判になった場合，事故に関係した看護師が，実際に，裁判の場面でどうなっていくのかを教えてもらえませんか？

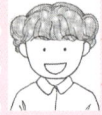フレナースなす子：裁判って聞いただけで怖いです．逮捕されて，怖い人に取り囲まれて自白させられるんですか？ 私のエキスパートナースとしての輝かしい未来はどうなるの？ がんばって取った看護師免許は，資格はどうなるんですか？ 裁判にはお金がかかるんだろうし，そんな貯金はないです……（涙ぐむなす子）．

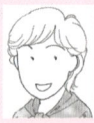りつか先生：大丈夫ですよ．一般的な裁判の流れを含め，なす子さんが心配に思っていることも説明しますね．

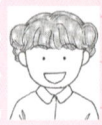フレナースなす子：りつか先生がいて，すごく心強いです!!

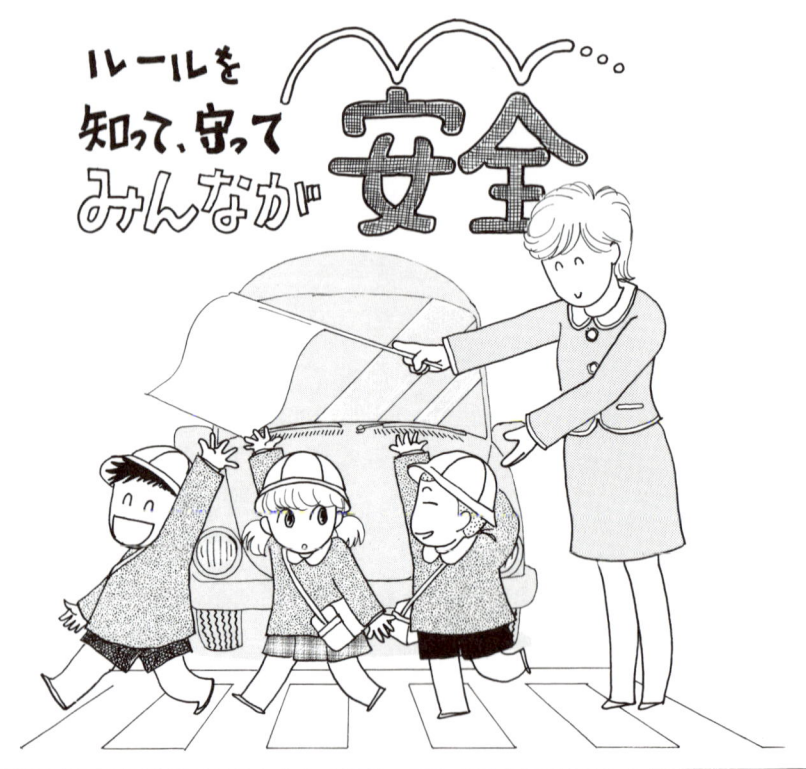

2

看護事故─刑事＆民事責任編

アラフォーナースけん子：りつか先生，重大な医療事故事件では，民事裁判と刑事裁判の両方が起こされることがあるって聞いたんですけど，本当ですか？

りつか先生：いくつかそのような事件がありますよ．今回は，そのような事件の1つを取り上げてみますね．まずは，民事裁判と刑事裁判の判断の違いについて注目してみましょう．確認ですが，民事裁判は，医療事故の場合，患者に生じた損害は病院側に責任があるとして，患者側が病院側に損害賠償することを命じるよう裁判所に請求して始まります．一方，刑事裁判は，事故につながったと思われる医師や看護師の行為が，刑罰という国からの制裁が必要な犯罪であるかどうかを争うもので，検察官が裁判所に起訴して始まります．今回は，人工呼吸器が関係した事故です．

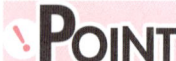 思い込みは禁物！　薬剤の内容は，各自，使用の度に確認しましょう．

【Case 1】加湿の過失事件
（刑事：大阪高裁平成16年7月7日判決／民事：京都地裁平成18年11月1日判決）

【患者】Aさん（17歳，女性，ミトコンドリア脳筋症）

【経過】
- 平成12年2月28日：B国立大学病院に入院中．人工呼吸器管理下．
- 午後6時ごろ：看護師Cさん：人工呼吸器の吸気の加湿のための滅菌精製水を補充しようとしたが，近くに精製水タンクが見当たらず．
  何カ所か探して，調乳室にあった5リットルエタノールタンクを滅菌精製水と思い込み（精製水タンクと類似，ラベル確認せず），病室に持ち帰り，人工呼吸器の下に置く（ラベルは引き出さないと見えない方向）．10回にわたり合計300 mL，チェンバー（加湿用の水を入れる容器）内に注入．
- その後：患者の病状は悪化．
  看護師Dさん，Eさん，Fさん，Gさん：人工呼吸器下のタンクからラベルを確認せず吸引し，チェンバー内に注入．合計870 mL，チェンバーに注入．
- 3月1日：看護師Gさん：精製水だと思っていたタンクが実はエタノールタンクであることに気づく．チェンバーを交換し，精製水注入．
  （結局，患者は約53時間にわたり，気化したエタノールを吸入）
- 3月2日：死亡．
- 遺族に事情の説明．警察に届け出．
  司法解剖：血中エタノール濃度が致死量を超えていることが判明．死因は急性エタノール中毒．

2　看護事故─刑事＆民事責任編

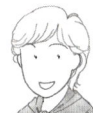
りつか先生：エタノールタンクを滅菌精製水と思い込み，病室に持ち込んだ看護師 C さんは 1 年目の新人だったようですよ．

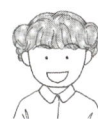
フレナースなす子：うゎー，私と同じ新人ですか～．せつないですね．ところで，この事件は民事裁判と刑事裁判の両方が起こされたっていうことですけど……，どちらか 1 つの裁判でも大変そうなのに，両方なんて．何がどう違うんですか？

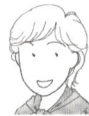
りつか先生：まずは，刑事裁判の判断から見ていきましょう．刑事裁判というのは，事故につながった医師や看護師の行為が，刑罰という国からの制裁が必要な犯罪であるかどうかを争うものです．

刑事裁判での判決内容（大阪高裁平成 16 年 7 月 7 日判決）
裁判所の判断：看護師 C さん：業務上過失致死罪，禁錮 10 月執行猶予 3 年
・運び込みと注入の 2 つの場面で薬剤の種類の確認を怠った過失がある．
・運び込みにより他の看護師の誤注入を誘発した．
看護師 D さん，E さん，F さん，G さん：起訴されていない
・注入の際，薬剤の種類の確認を怠った過失がある．
・しかし，これら 4 名の過失と患者の死亡との因果関係には疑問がある（特に遅い段階で関与した看護師については，血中エタノール濃度が既に致死量に達していた可能性が高い）．

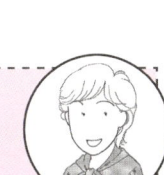

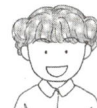
フレナースなす子：ギョームジョーは 1 作目のときに聞きました．えっと，ギョームジョー必要な……．

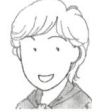
りつか先生：そうそう，それです，なす子さん．刑法 211 条 1 項，**業務上過失致死傷罪**，業務上必要な注意を怠り，よって人を死傷させた者は，5 年以下の懲役もしくは禁錮または 100 万円以下の罰金に処する，というものです．

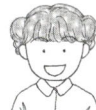
フレナースなす子：ギョームジョー必要な注意は，ケースバイケースで判断されるんですよね．

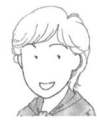
りつか先生：そうです．なす子さん，すごいですね．

なす子，おだてられていい気持ちになり，「ギョームジョー」を連呼している．

11

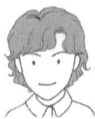アラフォーナースけん子：（それを尻目に）Cさんに引き続いて注入した4名の看護師は，エタノールを注入した過失はあるといわれているけど，起訴されていないんですね．

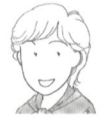りつか先生：そうです．過失＝有罪というわけではないですからね．その過失と被害結果との間に因果関係があるかどうかも必要です．過失があって，結果との因果関係が認められるときに，つまり，その過失が被害結果の原因になっていると認められるときに，責任が発生する可能性があります．この事例の看護師Dさん，Eさん，Fさん，Gさんには過失があるけれども，因果関係に疑問があるということで，刑罰が必要なほどではないという判断がなされたのでしょう．

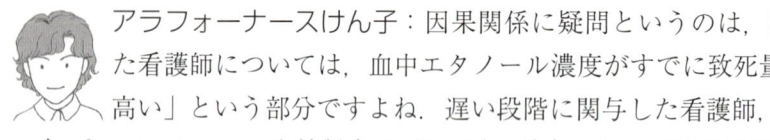アラフォーナースけん子：因果関係に疑問というのは，「特に遅い段階で関与した看護師については，血中エタノール濃度がすでに致死量に達していた可能性が高い」という部分ですよね．遅い段階に関与した看護師，例えばFさんが，ミスに気づいてエタノールを精製水に戻しても，救命できた可能性は低いということですよね．

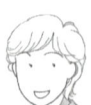りつか先生：はい，刑事裁判における因果関係の判断には，もしその過失がなかったとしても，やっぱりその結果が起きていたかもしれない，と裁判官が疑いを持つような場合には認められません．

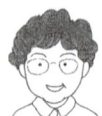ベテナースお松：しかし，この事例は，とても看護業務の怖さを感じる事例ですよね．滅菌精製水の注入といういわゆる単純作業なんだけど，そのミスで引き起こされる結果は死亡という重大なものですよね．

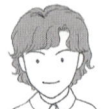アラフォーナースけん子：本当にそう思います．うちの病院でも投薬に関するインシデントは多いですよ．薬剤確認も毎日の習慣ですからね．怠らないようにしましょうね．

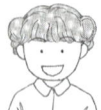フレナースなす子：はい．ところで，りつか先生，有罪になると，看護師免許は剥奪ですか？　せっかくがんばってナースになったのに……．

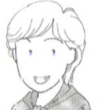りつか先生：看護師免許の取り消しや業務の停止に関してですが，これは行政処分と呼ばれるもので，医道審議会がその判断を行います．厚生労働省から行政処分の考え方というのが公表されていますよ（平成14年，平成17年改正）．それによると，「看護師等が，罰金以上の刑に処せられた場合等に際し，看護倫理の観点からその適正等を問い，厚生労働大臣がその免許を取り消し，又は期間を定めてその業務の停止を命ずる」とされています．ケースバイケースで判断されるようですね．この事例の看護師Cさんは業務停止3カ月となっています．

2 看護事故―刑事＆民事責任編

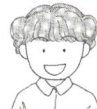
フレナースなす子：業務停止3カ月ですか．医療事故，即，看護師免許剥奪というわけではないのですね．

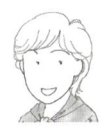
りつか先生：その通りです．ただし，このB病院は国立大学病院でした．禁錮以上の刑は，国家公務員法上の欠格事由に該当するため，看護師Cさんは失職することになります．一般病院だとその病院の規定や院長等の判断ということになろうかと思います．

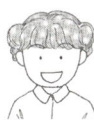
フレナースなす子：ひぇー，看護師Cさんは免許は大丈夫だったけど，勤務していた病院はクビですか．

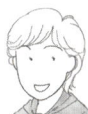
りつか先生：判決には，看護師Cさんは，事故後，医療事故再発防止に向けた活動に積極的に取り組む姿勢を見せていることなどが書かれていますが，それでも，禁錮刑を選択するのが相当，って書かれています．

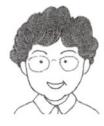
ベテナースお松：それだけ，事件は重大だったということですね．

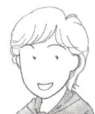
りつか先生：そう思います．この当時，マスコミにもかなり取り上げられ，事件の注目度も高かったものです．
では，次にこの事件の民事裁判の判断をみてみましょう．

民事裁判での判決内容（京都地裁平成18年11月1日判決）

【Aさんの遺族】看護師らにエタノールタンクの表示の確認を怠った過失があるなどとして，B病院および看護師Cさん，Dさん，Eさん，Fさん，Gさんを相手取って提訴．

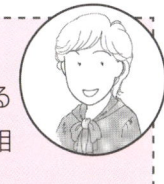

【裁判所の判断】Aさんの遺族の請求を認める　損害賠償額約2,800万円（B病院およびC，D，EおよびF看護師が共同で（Gさんには責任なし））

・看護師Cさんのエタノール誤設置およびエタノールの誤注入によって，Aさんは急性エタノール中毒に陥り死亡した．
・看護師Dさん，Eさん，Fさんの注入したエタノールは，Aさんの死に影響を与えた．
・看護師Gさんはエタノールを誤注入しているが，その際に精製水とエタノールのタンクの取り違えに気づき，チェンバーを交換している．そのため，看護師Gさんのエタノールの誤注入とAさんの死亡との間に因果関係はない．

民事裁判は，医療事故の場合，患者に生じた損害が病院側に責任があるとして，病院側に損害賠償を求めて裁判が始まります．

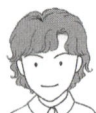
アラフォーナースけん子：民事裁判では，Cさんに引き続いて注入した4名のうち，間違いに気づいた最後の看護師以外の過失と患者の死亡との因果関係はある，という判断ということですね．

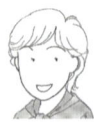
りつか先生：その通りです．裁判所は，Aさんの死に影響を与えた，と言っています．誤解のないように言っておきますが，刑事責任を考えるうえでの因果関係判断の基準と，民事責任を考えるうえでの因果関係判断の基準は異なるということです．刑事責任を考える際の因果関係判断の基準のほうが厳格です．

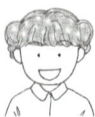
フレナースなす子：同じ言葉なのに，場面場面で意味する範囲が異なるっていうのも，どんなものかしら．私なら，大混乱します．

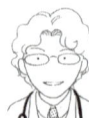
イケメン先生：でも，なす子ちゃん．民事裁判で因果関係あり，っていわれたら，そのまますぐ，刑事裁判でも因果関係あり，っていわれると，有罪になる人は激増しちゃうよ．

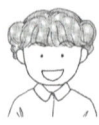
フレナースなす子：それは困りものです！　私は前科者にはなりたくないです！

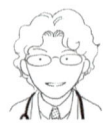
イケメン先生：ボクもですよ．

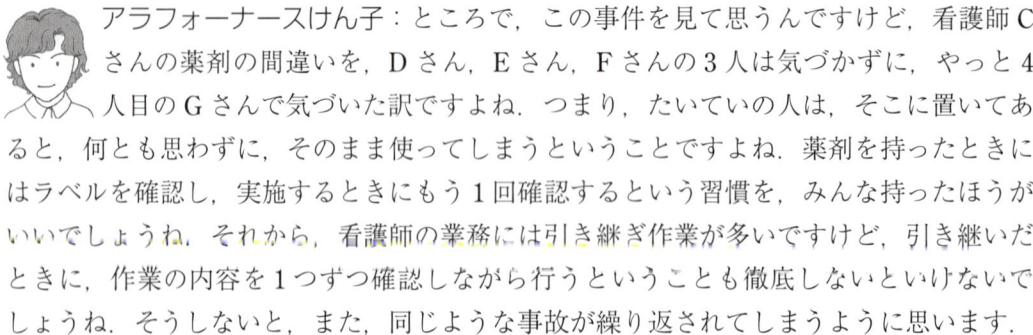
アラフォーナースけん子：ところで，この事件を見て思うんですけど，看護師Cさんの薬剤の間違いを，Dさん，Eさん，Fさんの3人は気づかずに，やっと4人目のGさんで気づいた訳ですよね．つまり，たいていの人は，そこに置いてあると，何とも思わずに，そのまま使ってしまうということですよね．薬剤を持ったときにはラベルを確認し，実施するときにもう1回確認するという習慣を，みんな持ったほうがいいでしょうね．それから，看護師の業務には引き継ぎ作業が多いですけど，引き継いだときに，作業の内容を1つずつ確認しながら行うということも徹底しないといけないでしょうね．そうしないと，また，同じような事故が繰り返されてしまうように思います．

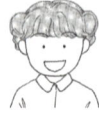
フレナースなす子：やっぱり，鉄道会社みたいに，指差し，声出し確認でしょうか．（大声で）滅菌精製水ヨーシ！　注入ヨーシ！

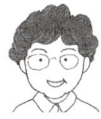アラフォーナースけん子：大声まで出さなくてもいいから，声出し確認はしましょうね．それから，精製水タンクとエタノールタンクが類似していたのも，不幸な結果になった要因ですよね．もし，似たような容器に入っているような場合には，見えやすいところに，薬品の名前をマジックで大きく書くとか，薬品名のシールを貼るようにすると，間違いが減るかもしれませんね．

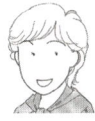ベテナースお松：混同するような場所に置かないということも重要でしょうね．

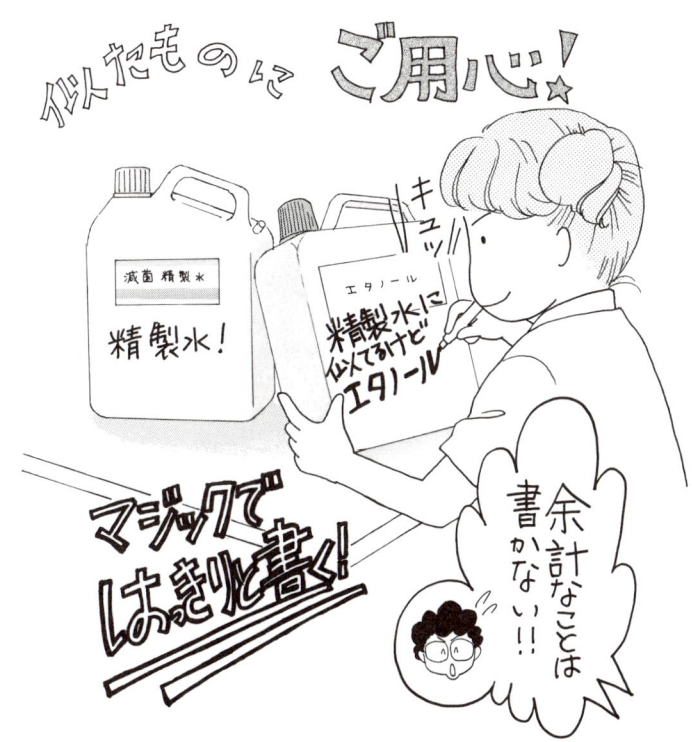りつか先生：そうですね．いろいろな工夫や取り組みで事故防止につなげたいですね．

コーヒーブレーク　ナースにおすすめシネマ　1

フレナースなす子のおすすめ編

『タイヨウのうた』スタンダード・エディション

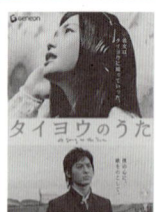

日本，2006 年
監督：小泉徳宏，主演：YUI
DVD 発売中
価格：￥3,800 ＋税
発売元：NBC ユニバーサル・エンターテイメント

　YUI が演じる雨音 薫（16 歳）は，XP（色素性乾皮症）という難病のため，太陽の光にあたることができないの．でも，歌がすっごく上手で，自作の曲を深夜に駅前広場で歌ったりしています．そんな薫は，日の出前にサーフボードを抱えて現れる高校生，藤代孝治（塚本高史）に窓越しの恋をします．窓越しの恋は，いつか，本当の恋に．しかし，薫の病状はどんどん進行し……．薫はどうなる？ 孝治との恋はどうなる？ 薫の歌声が耳から離れなくなるストーリーです．ありきたりな言葉だけど，精一杯生きるって，輝いています！

　最近，私も薫さんのようにかっこいい彼（もちろん，相手はイケメン先生よ！）ができるように，友達とカラオケに行っては歌の練習をしているの．「タイヨウのうた」だって，ほらこんなに上手になりました．「ふ～ね～を沖に～，魚を追って～」，しまった！ これは「タイヨウのうた」じゃなくて，「タイリョウ（大漁）のうた」だったわ……．

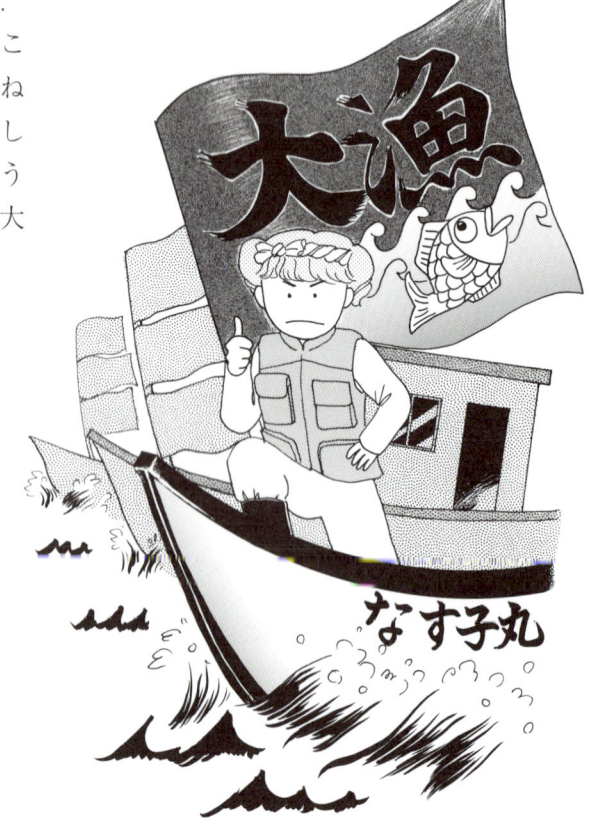

3

看護事故－民事責任編

その1　点滴注射

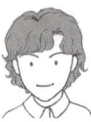アラフォーナースけん子：点滴注射も，毎日行っている業務の中の一つですよね．今回は，点滴注射が関係した事例を紹介してもらいます．

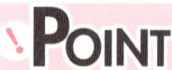 採血針・注射針を刺した後ではなく，刺す前に患者さんにピリッとした痛みがあればすぐに知らせるよう伝えましょう．

【Case 2】注射が痛いのは当たり前？事件
（名古屋地裁平成14年3月15日判決）

【患者】Aさん（42歳，男性）
【経過】
平成4年：腎結石疑いによる側腹部痛のため，B病院外来で点滴注射を受けることになる．

- 看護師Cさんが右肘関節の上，外側の静脈に点滴針を刺入したときに，<u>刺入部位から右腕の指先にかけて鋭い痛み</u>を感じる．痛いと叫んだが，看護師Cさんは「針を刺せば痛みがあるのは当然」と言って，点滴針をテープで固定（患者側の主張．病院側は否定）．その後，痛みは治まる．
- 翌日，手に力が入らず，字も書けない状態．D病院を受診，左握力31 kg，右握力8.5 kg．右前腕に知覚鈍麻あり．<u>右橈骨神経麻痺</u>と診断される．

【Aさん】点滴注射の方法に問題があったなどと，B病院を相手取って提訴．

【裁判所の判断】Aさんの請求を認める　損害賠償額約330万円
- 担当看護師は，<u>神経走行部位に注射針を刺入すべきではなかった</u>．

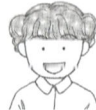フレナースなす子：採血，注射による神経損傷事故は，私のデビュー作，このシリーズの1作目にもありました．

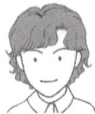アラフォーナースけん子：確か，注射針を刺したときに痛みがあり抜針したのに，同じ場所に再度刺入して，神経損傷を起こしたっていう事例だったように覚えています．

3 看護事故-民事責任編

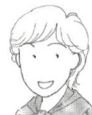
りつか先生：はい，その通りです．さすがですね，けん子さん．裁判例を見ていて思うんですけど，採血事故ってそれなりにあるんですね．

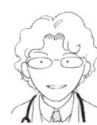
イケメン先生：そのようですね．日本中の病院で，採血，注射はものすごい数がされていますから，どうしても神経に当たってしまうってことは，時にあると思いますよ．

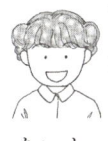
フレナースなす子：でも，この裁判所の判断理由はなんかすごく厳しくないですか？「神経走行部位に注射針を刺入すべきではなかった」なんて言われても，私にはぜ～ったい無理です．私，神経がどこに走っているかなんて，見てもわからないし．

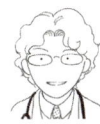
アラフォーナースけん子：神経の走行がわからないのは，私もですよ．この事例の問題点としては，患者側の主張によると痛みを訴えているのに，その痛みに気も留めずに，「針を刺せば，痛みがあるのは当然」といって，そのまま点滴針をテープで固定したことですよね．

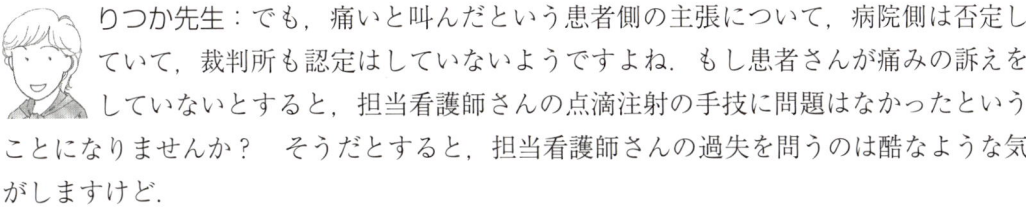
イケメン先生：そうですね．痛みの訴えがあった時点で，ただちに注射針を抜いておけば，神経損傷がなくてすんだか，程度が軽くすんだかもしれないですね．

りつか先生：でも，痛いと叫んだという患者側の主張について，病院側は否定していて，裁判所も認定はしていないようですよね．もし患者さんが痛みの訴えをしていないとすると，担当看護師さんの点滴注射の手技に問題はなかったということになりませんか？　そうだとすると，担当看護師さんの過失を問うのは酷なような気がしますけど．

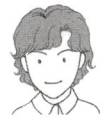
ベテナースお松：がまん強い患者さんもおられますからね．大切なのは，針を刺す前に，患者さんにピリッとした痛みがあればすぐに知らせるよう伝えることだと思うわ．よく，針を刺した後に，「ピリッとした痛みがありませんか？」って聞く人がいるけど，痛みがあったときにすぐに抜こうと思ったら，針を刺した後じゃなくて先に言うべきじゃないかしら．

アラフォーナースけん子：そう言われると，そうですね．改めます．

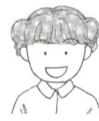フレナースなす子：私もわかりました．でも，私の注射は，どの患者さんにも「痛い！」って言われるんですけど．

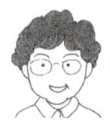ベテナースお松：……．

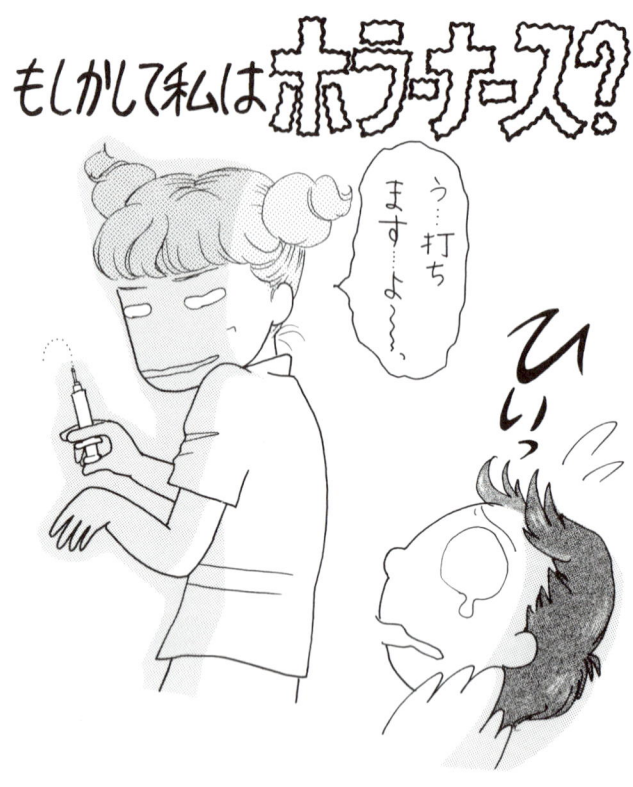

3 看護事故－民事責任編

その2　感染対策

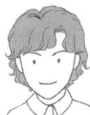アラフォーナースけん子：感染対策は，近年，ますます重視されてきています．今回は，内視鏡による感染事故が関係した事例を紹介してもらいます．

POINT　ガイドラインや医療機器の取扱説明書はきちんと守りましょう．

【Case 3】内視鏡でうつったものは？事件
（広島高裁平成 24 年 5 月 24 日判決）

【患者】A さん（77 歳，男性）
【経過】
・平成 16 年 10 月 14 日：肝門部胆管癌疑いのため，B 病院にて，ERCP（内視鏡的逆行性膵胆管造影検査）および生検を受ける．検査当日および翌日にロセフィン（抗菌薬）が投与される．
・10 月 19 日：発熱し，ロセフィン®が投与される．
・10 月 20 日：発熱 39.5 度．カルベニン®（抗菌薬）が投与開始される．血液培養検査実施→多剤耐性緑膿菌が検出される．
担当医ら：家族に対し，多剤耐性緑膿菌感染により敗血症を起こし DIC（血管内播種性凝固症候群）から多臓器不全に陥っていること，できる限りの治療をしていくと説明がなされた．肝膿瘍に対するドレナージチューブ挿入，エンドトキシン吸着，抗菌薬の変更など実施されたが，病状悪化．
・11 月 16 日：担当医らは家族に対し，多剤耐性緑膿菌感染の原因として，内視鏡操作（ERCP，生検）が考えられること，ここ数例同様のことが起きており，DNA 検査等でも菌株が一致していることなどを説明し，謝罪．
・12 月 5 日：多臓器不全で死亡．

病院の状況
・内視鏡室では，内視鏡は院内マニュアルに従い自動洗浄機を用いて洗浄．内視鏡の保管は，清潔な保管室内である．
・B 病院は院内感染対策委員会が設けられ，定期的にあるいは臨時に MRSA，緑膿菌などによる施設や医療器具等の汚染状況や感染患者等の調査，対策が行われていた．また，必要がある都度，各種論文や資料が各部署に周知されていた．
・内視鏡室では，毎昼食時，主任からスタッフ全員に対して各種連絡事項，注意事

項などが伝達され，月1回，勤務終了後に勉強会が開催されていた．
・消化器内科主任部長や内視鏡室看護師は，内視鏡の洗浄消毒効果を検討した論文を発表（平成16年8月31日受付）．

【Aさんの遺族】内視鏡の適切な洗浄，消毒を怠ったなどと，B病院を相手取って提訴．

【裁判所の判断】Aさんの遺族の請求を棄却（B病院側勝訴）
・B病院内視鏡室では，相当高い水準のスタンダードプリコーションが行われていたと推認．
・内視鏡挿入部先端に多剤耐性緑膿菌が付着したが，その経路は不明．
・B病院内視鏡室では，日本消化器内視鏡技師会（現日本消化器内視鏡技師学会）による「内視鏡の洗浄・消毒に関するガイドライン（第2版）」や内視鏡の取扱説明書に沿って内視鏡の洗浄・消毒が行われており特に問題はなく，内視鏡の保管状況にも特に問題はない．

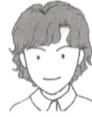
アラフォーナースけん子：この事例では，病院側は，感染対策は十分に行っていたとかなり強い調子で主張していますよね．

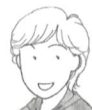
りつか先生：そう思います．病院側は，感染対策に関してよっぽど自負というか自信があったんでしょうね．勉強会をやっていたとか，感染対策に関する論文発表まで行っていたってことが，判決に書かれています．

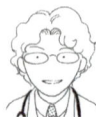
イケメン先生：ほら，なす子ちゃん，学会発表や論文発表は，訴訟の場面でも大切なんだよ．

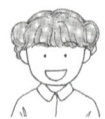
フレナースなす子：そうですけど……（パート2 case 9のときの，なす子がイケメン先生に踏みつけにされたシーンを思い出す）．

3　看護事故-民事責任編

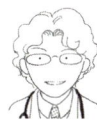イケメン先生：この事例での注目は，訴訟におけるガイドラインの取り扱いだと思うんですけど．

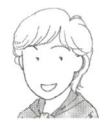りつか先生：そうですね．訴訟の場面では厚生労働省や学会などのガイドラインは訴訟における資料として用いられることがしばしばあります．というのも，ガイドラインは行われた医療が適切だったかどうかの判断のための客観的な資料となるからです．

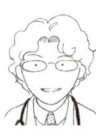イケメン先生：一般的に，ガイドラインに沿った医療を行うことが大切だと思うんですけど．ガイドラインに沿っていない医療を行っても，裁判所がOKという判断を出す場面というのは考えられますか？

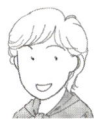りつか先生：そうですね．合理的な理由があれば，ガイドラインから外れても問題ないと判断されることはあるでしょう．たとえば，患者さんが高齢で，積極的な治療を行わないことを希望された場合とか，ガイドラインにある薬剤に患者さんはアレルギーがあって使えないとかいった場合ですね．

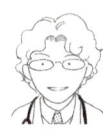イケメン先生：なるほど．

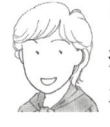りつか先生：ガイドラインに関連して，医療水準についても少し説明します．医療水準に関しては，未熟児網膜症事件という有名な一連の裁判があります．この事件で，最高裁は，医療水準はすべての医療機関で一律に考えるのではなく，地域の基幹病院や専門病院は，ガイドラインが発表される前でも，新しい知見がある程度普及してきており，その病院がその知見を持つと期待できる場合，その知見はその病院の医療水準とされると判断しました（平成7年6月9日判決）．つまり，地域の基幹病院や専門病院は，ガイドラインが発表される前に，新しい医療を取り入れて行うか，それができないのなら，新しい医療が可能な病院を紹介しないといけない場合があるという判断が出されています．

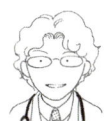イケメン先生：じゃあ，ボクたちが勤務するこの病院は基幹病院ですから，ガイドラインの公表を待つことなく，新しいことを取り入れて時代の先を走らないといけないということですね．

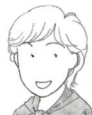りつか先生：その通りです．基幹病院は，医療を進歩させて，他の病院をひっぱっていかないといけない立場ですからね．がんばってください．

23

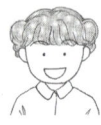 フレナースなす子：イケメン先生，私のこともどんどんひっぱってくださいね．

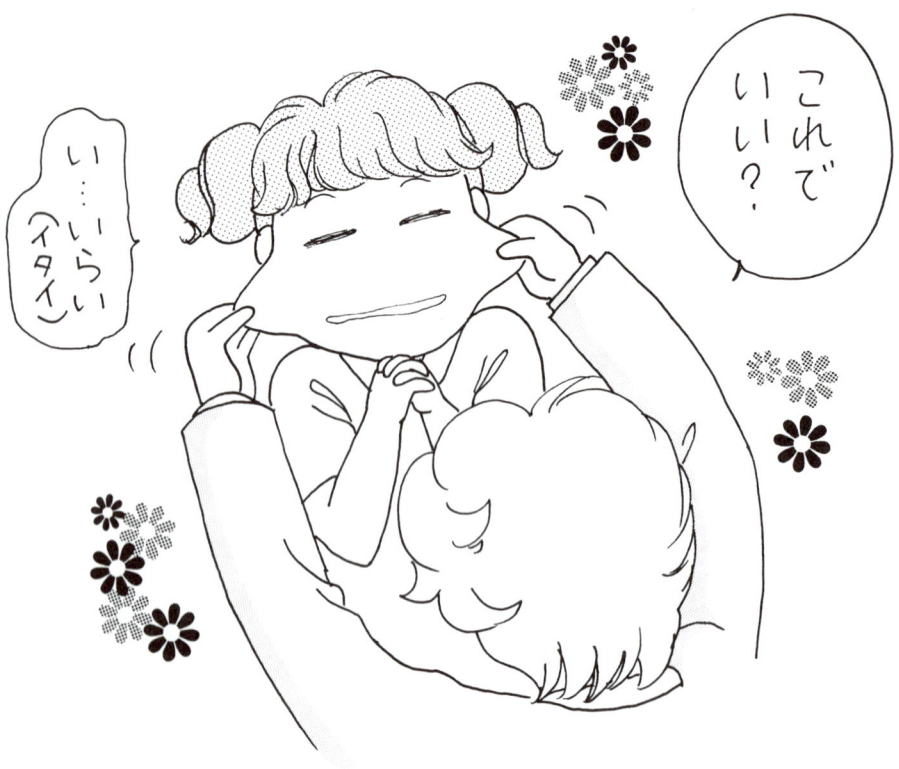

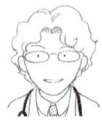 イケメン先生：これって，映画「タイヨウのうた」のシーンのデジャビュ？

3　看護事故−民事責任編

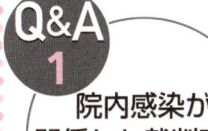

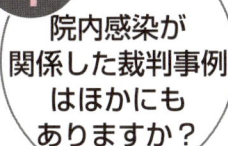

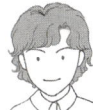アラフォーナースけん子：今回は内視鏡が関係した院内感染の事故でしたけど，ほかに，院内感染が関係した訴訟事例はありますか？

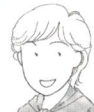りつか先生：いくつかあります．ここで紹介するのは刑事責任が問われたものです．あとでみなさんにクイズを出しますから，考えてみてくださいね．

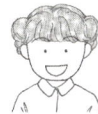フレナースなす子：わかりました．この病院のクイズ王目指して，がんばります！

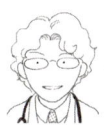イケメン先生：なす子ちゃんには，負けないようにがんばります！

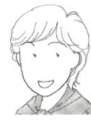りつか先生：では，いきますよ．平成14年の入院ベッドもある個人病院での出来事です（東京簡略平成16年4月16日）．院長が理事長兼管理者です．この病院では，その当時，院内感染対策マニュアルはなく，点滴注射等実施マニュアルもなく，職員に対する院内感染防止研修会も実施されていませんでした．

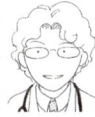イケメン先生：今は，診療所を含むすべての医療機関で院内感染対策マニュアルの作成や実施が医療法で義務化されていますけど，平成14年ごろの個人病院では院内感染対策マニュアルがないところは多かったようですね．

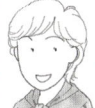りつか先生：その病院の病棟では，**看護師がヘパリン加生理食塩水を作り置きし，室温で数日にわたり保存**し，分け取って使用していました．1月7日に，准看護師Aさんが手洗い等不十分なまま，**ヘパリン加生理食塩水**を作成したため，その際にセラチア菌により汚染しました．1月8日以降，**入院患者12人がセラチア菌による敗血症を発症**し，結局，6人死亡，6人は回復したという事故です．

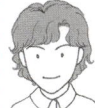アラフォーナースけん子：大変な事件ですね．ヘパリン加生食を作り置きし，室温で保存というのは危ないですよね．それまで，よく院内感染がなかったですね．

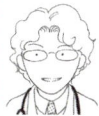イケメン先生：そう思います．手洗いが不十分というのも問題ですが，基本的にヘパリン加生食などは長時間作り置きしてはいけないですよね．

25

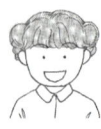
フレナースなす子：私でもアブナイと思います．

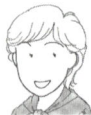
りつか先生：さて，ここでクイズです．この事件で業務上過失致死傷罪となったのは，いったい誰でしょうか？ 准看護師Aさん？ 病棟看護師長？ 院長はどうでしょう？

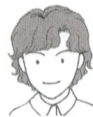
フレナースなす子：ヘパリン加生食を作り置きしないということや，どうしても保存するなら冷蔵庫というのは，感染対策の基本じゃないのかしら．ということは准看護師Aさん？ でも，作り置き，室温保存がいつも行なわれていたわけでしょ．そうなると病棟看護師長の責任はどうなのかしら？ 看護師長に責任がないとはいえないような気がしますけど．

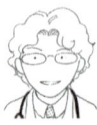
アラフォーナースけん子：私もAさんだけでなく，病棟看護師長に責任があると思いますけど．看護師長がちゃんと指導していかないと．

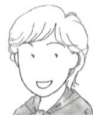
イケメン先生：看護師長かもしれませんが，これまでの訴訟事例をみていると，裁判官は医師に対して厳しいから，医師も責任を問われていますよ．ぜったい，院長も悪いと言われています！

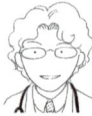
りつか先生：じゃあ，みなさんが裁判官だとすると，准看護師Aさん，病棟看護師長，院長の3人処罰ということですか？ では，実際の判断は……，院長だけです．院長は罰金50万円になっています．

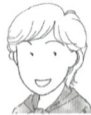
イケメン先生：ほら，やっぱり，裁判官は医師に対して厳しい！ しかし，院長だけとは……．裁判官は看護師さんに対してやさしすぎませんか？ 偏見かなぁ？

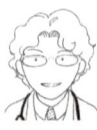
りつか先生：この裁判では，検察がAさんや看護師長を起訴していないのですから……．裁判官が看護師さんにやさしいのかどうかはわかりませんね．

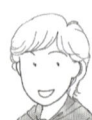
イケメン先生：そうか，検察官も看護師さんにやさしいのか……．

りつか先生：この事例は個人病院の事件で，しかも実際的に院長が病院管理をしていますからね．院長は責任を免れられないと思いますけど．裁判所は，院長に対し，看護師らに対して，医療行為等直前の手洗い及び消毒の励行させ，ヘパリ

ン加生食を作成したときは，冷蔵庫に保管し，作成当日に使用することを義務づけるなどの指導・監督を行うべきだったと述べていますよ．

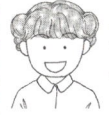
ベテナースお松：みんなが言っているように院長だけでなく病棟看護師長にも責任はあると思いますよ．危険性を指摘して，手順を変えていれば起きなかった事故ですからね．私たちの病院もいろんな業務にマニュアルがあるけど，しっかりと守ってくださいね．マニュアルの作成も大切ですが，それをスタッフが正しく運用していくことも大事ですよ．マニュアルの運用って，だんだんと緩んでくるから．

フレナースなす子：そういえば，パンツのゴムもだんだん緩んでいって，いつかずり落ちる日がくるのよね．

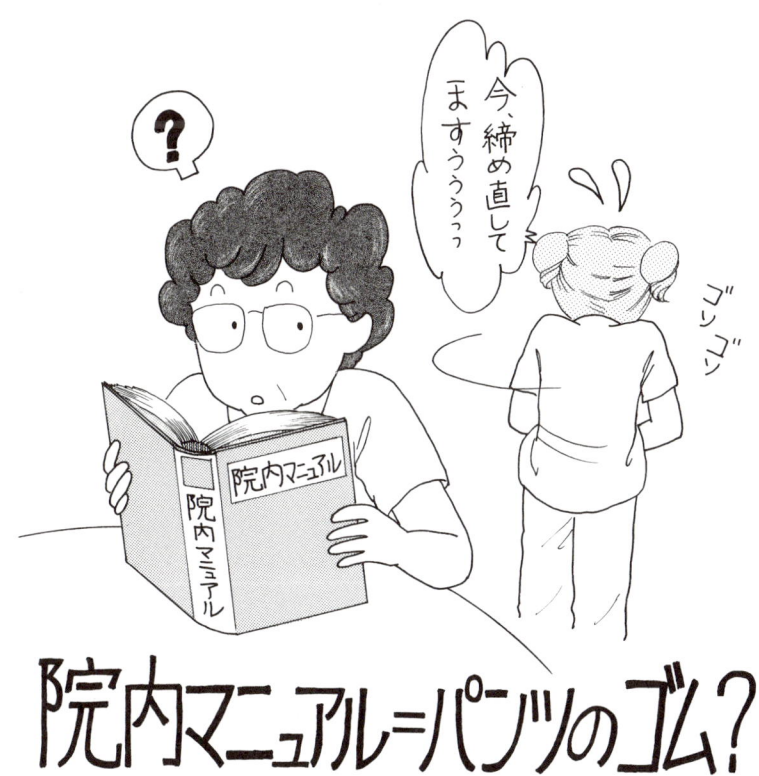

コーヒーブレーク　ナースにおすすめシネマ　2

ベテナースお松のおすすめ編

『明日の記憶』

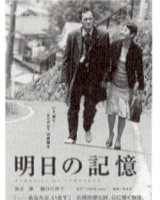

日本，2006年
監督：堤　幸彦
主演：渡辺　謙
DVD 発売中
価格：¥3,800＋税
発売元：東映ビデオ
販売元：東映

　テーマは夫婦の「**あい**」よ．49歳の広告代理店のやり手営業マンの佐伯雅行（渡辺　謙）は，ある時から，会議があることを忘れたり，いつもの道に迷ったりといった症状が出現，アルツハイマー病と診断されるの．妻，枝実子（樋口可南子）との間でとりかわされる，自分を失っていくことの恐怖や焦りのなかの会話は，身に迫るものがあるわ．途中，担当の吉田医師（及川光博）の長谷川式簡易知能評価スケールを使った検査があって，つい，私も一緒になって，回答しちゃったけど，大変！　あれ，今日は何日だったかしら！　あれ，さっき聞いたはずの3つの言葉が全部出てこない！　でも，満点でなくてもいいはずよ．年は取りたくないわね〜．

　それはさておき，渡辺　謙さん，かっこいいわ．回想シーンで，枝実子さんが自分の名前を紹介するシーンがあるんだけど，私だったら謙さんにどう自己紹介しようかしら．「お松といいます♡　『お』はおばさんのお，『松』は庭木，盆栽でおなじみの松♡」．謙さん，振り向いてくれるかしら？

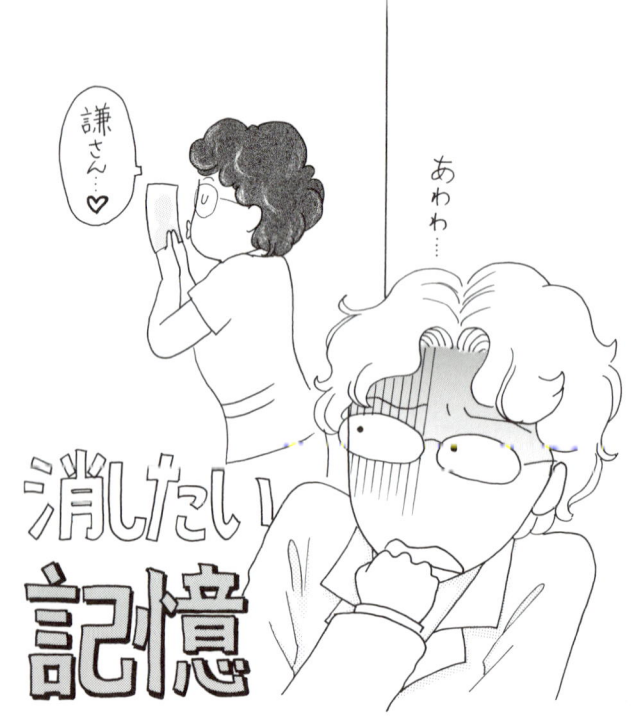

3 看護事故−民事責任編

その3　食事中の見回り

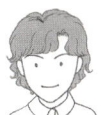アラフォーナースけん子：次は，誤嚥の事例です．誤嚥の事例はこのシリーズの1作目にバナナをのどにつめて亡くなった女の子の事例を紹介しましたが，今回は，軽度の認知症のある高齢患者の事例です．

POINT　嚥下障害のある患者さんの食事の見守りはできるだけ頻回にしましょう．誤嚥・窒息することがあります．

【Case 4】おにぎりが食べたい！事件
（福岡地裁平成19年6月26日判決）

【患者】Aさん（80歳，男性，軽度の認知症あり）
【経過】
- 平成15年12月2日：発熱や食欲不振が続くため，入院中のB病院からC病院に転院となる．豆乳を飲んだ際に咳とムセがあったため，担当看護師は看護記録にこの事実を記載し，「誤嚥の可能性大きい」と記載．
- 尿路感染症と診断され，抗菌薬の投与で発熱は治まるが，食欲不振は継続．食事摂取は0〜2，3割程度．
- 看護師長が，食べたい物を尋ねたところ，「おにぎり」の希望あり．食事の主食がおにぎりに変更されたが，食欲不振は継続．
- 平成16年1月12日午後6時5分：看護師Dさんが夕食を提供．その後，看護師Dさんは他の患者の看護を行うために病室を出る．
- 午後6時35分：看護師DさんがAさんの病室を訪れ，おにぎりを誤嚥し，窒息状態であるAさんを発見．蘇生処置が行われたが，意識は回復せず．
- 10月10日：死亡．

【Aさんの遺族】看護師の見守りが不十分であったなどと，看護師DさんとC病院を相手取って提訴．

【裁判所の判断】Aさんの遺族の請求を認める　損害賠償額約2,900万円
- 担当看護師は，Aさんを介助して食べさせるか，Aさんが自分1人で摂食する場合は，誤嚥することがないように注意深く見守るようにし，誤嚥した場合には即時に対応できるようにすべきであった．
- 他の患者の世話などのために離れる場合は，頻回に（5分より短い間隔で）見回って摂食状況を見守るべきであった．

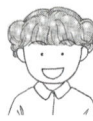
フレナースなす子：裁判所は5分より短い間隔で見守りしろ，って言っていますが．そんなにきちんと回れないと思うんですけど．

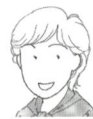
りつか先生：この事例では，頻回に見回りができない状況だったとは認められないと裁判所は言っていますよ．それから，看護師Dさんの証言が二転三転していたり，カルテの記載が不自然に変更されていたりしていたと判決にあります．

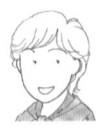
ベテナースお松：裁判において看護記録は重要視されますよね．みんなも気をつけているとは思いますけど，後で読んでなにが起こったかがわかるよう時系列で記録をつけてくださいね．それが，私たちがちゃんと必要な看護をしているという証拠になりますからね．当然のことですが，やっていないことや見ていないことを記録しちゃダメですよ．

りつか先生：その通りです．

アラフォーナースけん子：ところで，このシリーズの1作目には，扁桃腺炎の女の子がバナナをのどにつめて亡くなったことに対して，病院側に責任があるっていう判断が出された事例があったと思います．患者さんが誤嚥して亡くなられると，病院側に必ず責任があるのかしら．

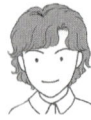
りつか先生：そんなことはありませんよ．入院患者が白玉だんごをのどにつまらせて亡くなられた事例では，患者さんが白玉だんごを一気に飲み込もうとしたことが原因であり，病院側に責任はないという判断が出ています（旭川地裁平成13年12月4日判決）．他にも，ロールキャベツをのどにつめて入院患者さんが亡くなられた事例では，それまで食事摂取に問題がなかったため，看護師らが付き添う必要もなかったと判断が出されているものもありますよ（富山地裁平成13年11月28日判決）．

アラフォーナースけん子：患者さんの状況に応じた，適切な対応をしているかどうかが問題なんですね．

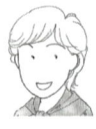
りつか先生：そう思います．

3　看護事故−民事責任編

ベテナースお松：その判断が正しくできるかどうかに，私たちの能力が問われているのよ．なす子ちゃん，なんでもかんでも心配で，患者さんから食べることをとっちゃうと栄養面だけでなく食べる楽しみもなくなるし，リハビリにもならないでしょう．患者さんの状況を正しく評価して，適切に対応しましょうね．なす子ちゃんの合い言葉，「目くばり，気くばり，心くばり」でいきましょう．

フレナースなす子：わかりました！　「目くばり」，「気くばり」，そして，患者さんの状態がもっとよくなるようにと「よくばり」に「がんばり」ます！

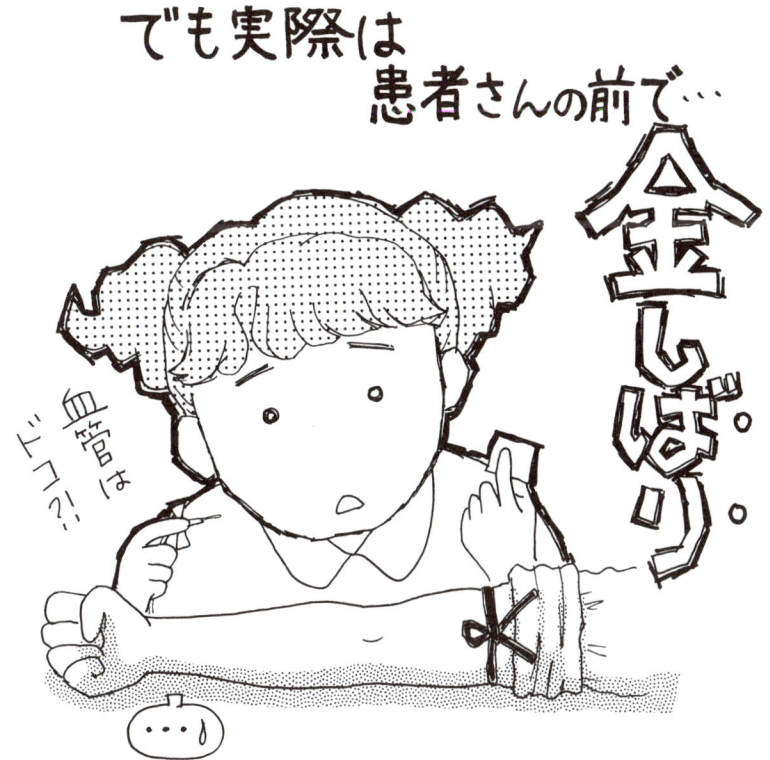

Special Approach 1　　医療事故シミュレーション

今日は，院内研修としての医療事故シミュレーションです．医療事故発生時の対応の確認です．病棟で薬剤投与直後に患者さんがショック状態に陥ったという設定です．なす子やお松，イケメン先生などが参加しています．病棟のリスクマネジャーはけん子です．患者Aさん，Bさんの主治医はイケメン先生という設定です．今回は，患者の異変を発見したところから，医療事故後の報告や事故の公表までをシミュレーションしていきます．

Scene 1　患者の異常の発見

　なす子の同僚，打花 凛（うっか　りん）看護師が点滴準備中，他の仕事に呼ばれたため，点滴業務を途中でなす子に引き継ぐ．凛はあわてていたため，患者Aさん用の抗菌薬点滴パックに，間違って，患者Bさんの名前・薬剤名シールを貼る．なす子に「Bさんに急ぎの点滴をよろしく」と言って，点滴バッグを渡す．なす子が，患者Bさんのところに行き，点滴を開始して数分後，同室の患者からナースコールあり．なす子が駆けつけたところ，Bさんの意識はなく，呼吸は浅く，不規則となっている．

1．救命処置

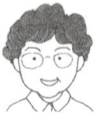
ベテナースお松：なす子ちゃん，あなたが駆けつけて，第1発見者よ．まず，どうしますか？

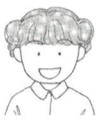
フレナースなす子：私1人では何もできないので，他のスタッフを呼びます．

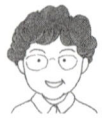
ベテナースお松：で，なんて言いますか？

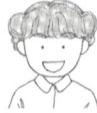
フレナースなす子：（大声で）Bっ，Bっ，Bさんが，苦しんでいまーーす．どーしたらー，いいんでしょうかーー!!

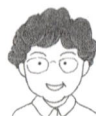
ベテナースお松：なす子ちゃん，また，あまりにもシロウトすぎません？　第1発見者はその場から離れずに，応援を要請しましょう．「〇〇号室のBさんが急変です！　ドクターに連絡をお願いします！　それから，救急カートとモニター

をお願いします！」って感じじゃないですか．それから，抗菌薬の点滴をすぐに中止しないと．

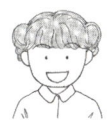

フレナースなす子：そ，そうですよね．

イケメン先生：抗菌薬の点滴後すぐのショックですから，みなさんも考えておられる通り，抗菌薬による**アナフィラキシーショック**が考えられますね．0.1％アドレナリン（ボスミン®）の筋注がすぐにできるように準備をお願いします．気管挿管がすぐにできるように，挿管セットをすぐに準備してください．それから，除細動器の準備もよろしくお願いします．

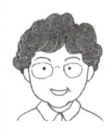

ベテナースお松：なす子ちゃん，救命処置の基本は何だったかしら？

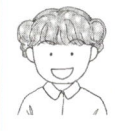

フレナースなす子：はい，①胸骨圧迫（心臓マッサージ），②気道確保，③人工呼吸，④除細動，です！

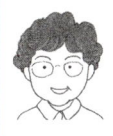

ベテナースお松：あら，なす子ちゃん，落ち着いた状況だとできるじゃないの．

イケメン先生：ボクたちの病院には，救命救急センターがあるから，院内99コールも忘れずにね（この病院では「99」にコールすると，救命救急センターにつながる）．そうだ，急いでボクたちが所属している内科の部長にも連絡しなきゃ．

アラフォーナースけん子：看護師としては，ルート確保，モニタリング，それから，記録も大切ですよね．緊急時，記録担当者をその場で決めましょう．ばらばらな情報では，後でモニターとカルテの時間記載が違うなどの問題が生じます．処置ごとに時間を確認して記録しましょう．もちろん，患者さんの状態も克明に記録する必要があります．

りつか先生：患者急変時に，いつ何が投与されたか，検査結果はどうだったかといった記録は重要です．訴訟になった事例の中に，救命処置の際の記録がなかったことが，これは現場の混乱ぶりを示すもので，行われた救命処置が適切だったとはいえないと判断された事例（福岡高裁平成17年12月15日判決）がありますよ．

> **Scene 2　救命処置を行う**
>
> 　救命処置にもかかわらず，患者Bさんの意識は回復せず，結局，人工呼吸器管理となる．血圧は不安定．

2．家族への連絡

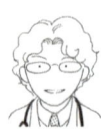

　イケメン先生：患者さんの家族に，急変があったことを連絡し，来院してもらわないといけないですね．部長から家族に，経過，現在の状況と今後の治療方針について説明してもらいます．ボクも同席します．

　りつか先生：説明の際に，その時点ではっきりしないことに関して家族から質問があったときは，病院の調査を待って報告すると伝えるのがよいでしょう．

> **Scene 3　医療事故の原因**
>
> 　他の患者の点滴業務に戻った看護師が，患者Aさんの点滴オーダーと実際の点滴パックが一致しないのに気づき，薬剤の取り違えがあったことが疑われる．Bさんのカルテをチェックすると，間違って投与された抗菌薬は薬疹の既往があり禁忌と記載されている．

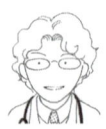

　イケメン先生：これは，薬剤の取り違え事故の可能性がありますね．

3．現場の保存

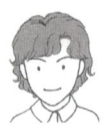

　アラフォーナースけん子：患者への対応が一段落した時点で，生じた事態を確認するために現場のフリーズが必要ですね．私はリスクマネジャーですから，いろいろと指示を出しますから，みなさん，協力をお願いします．

① モニター類のハードコピー

　まずは，モニター類のハードコピーです．モニターのデータは，患者の状態を知るのに，重要なものですから，心電図や自動血圧計のデータはそのまま紙に印字（ハードコピー）します．

　その際，モニター類の表示時間が，電子カルテの（正確な）時間からずれていないかどうかも確認します．

② 薬品類等の保管

内容物の分析等のため，薬品類は容器のまま保管します．薬品の濃度測定や，場合によっては微生物検査など，検査内容の違いにより，薬品類の保管方法が異なります．このため，保管方法については，検査部や検査機関などに確認が必要となる場合があります．緊急時に採血された血液検体も検査部に保存を依頼します．

必要に応じて，患者に用いた注射器などが廃棄されていた場合でも，事故で使用されたものを探し出します．

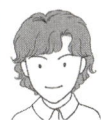

アラフォーナースけん子：今回の場合は，Bさんに投与された点滴パックは必ず保管しないといけないですね．Aさんの点滴バックもです．本当に取り違えがあったのかどうかの確認のために必要です．

4. 事実経過の記録

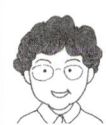

ベテナースお松：イケメン先生，なす子ちゃん，患者の事故前後の経過，処置の方法，家族への説明内容などを詳しく記録しておいてくださいね．気をつけることは，

① 初期対応が終わり次第，速やかに記録する．
② 事実をできるかぎり経時的に．想像や憶測に基づく記載は行わない．
③ 自己弁護，他者の批判，感情的表現の記載は行わない．
④ 家族への説明に関することは，お互いのやり取りも記録する．
⑤ 直接診療と関係ない，病院の管理業務に関することは記載しない．
⑥ 初期対応にかかわった医師・看護師らが全員で，内容・時間などについて不一致がないことを確認する．

5. 報告

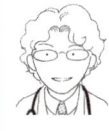

イケメン先生：リスクマネジャーのけん子さんが，医療安全管理部に連絡するんでしたっけ．

アラフォーナースけん子：はい，そうです．院内の規定でそうなっています．私から連絡後，医療安全管理部から，病院長や事務部長に，すぐに連絡されるようになっています．それから，私がすぐに事実経過の記録をもとに医療事故報告書をまとめることになっています．

6. 一次検証および病院長への報告

アラフォーナースけん子：重大事故の場合，医療事故報告書が提出されると，部長，医療安全管理部スタッフ，関係部署スタッフが共同して，関係者の聞き取り，現地調査を行い，事故の発生経緯を検証します．その結果は病院長に報告されます．

7. 院内会議

アラフォーナースけん子：病院長は事故当日か翌日に院内会議を招集します．そこで，今後の対応，例えば，事故の重大性により外部委員を選任した医療事故調査委員会により検証するか，それとも，院内組織で調査するかなどを決めます．また，患者が死亡した場合は，異状死として警察署へ届け出るかどうかを決めます．

りつか先生：みなさんはよくご存知だと思いますけど，異状死の届け出は医師法21条の規定です．「医師は，死体または妊娠4月以上の死産児を検案して異状があると認めたときは，24時間以内に所轄警察署に届け出なければならない」というものです．24時間というのは患者が死亡した時刻からではなく，異状死と認識されてからですよ（最高裁平成16年4月13日判決）．

Scene 4　患者の死亡

患者Bさんの状態は回復せず，結局，事故後5日目に死亡．病院長は異状死として所轄警察署に届け出を行う．

りつか先生：異状死の届け出がされると所轄警察署の警察官や司法警察員が来院し，検視が行われます．患者にチューブ類が取り付けられている場合は，検視までは抜かずにそのままにしておいてくださいね．現場検証や関係者の事情聴取，診療記録などの押収が行われることもあります．電子カルテのプリントアウトなどがありますから，事務担当職員の応援要請も行なうとよいでしょう．それから，検視の結果，司法解剖となるときがあります．

8. 家族とのコミュニケーション

イケメン先生：患者死亡ですから，家族に対する説明はつらいですね．共感的な態度で，起こったことをやさしい言葉で説明しないといけないですね．事故が医療過誤によるものか，偶発症によるものかの判断が明確でない場合は，原因は不明として病院の事故調査委員会に判断を委ねていることを説明するということでしたよね．

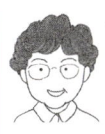

ベテナースお松：その通りです．それから，説明後に，説明した，聞いていないといった説明内容のくい違いや誤解がないように，説明に使用した用紙はコピーするなどして，双方が保管するようにしたほうがいいわね．

9．再発防止検討会議

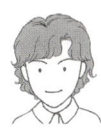

アラフォーナースけん子：それから，院内で今後の再発防止策についても検討する必要があるでしょうね．

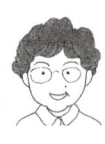

ベテナースお松：そうですね．

10．事故当事者となった職員や他の職員への配慮

ベテナースお松：事故の当事者の打花　凛（うっか　りん）看護師となす子ちゃんの精神的なケアも忘れないようにしないといけませんね．様子をみて，通常の勤務をさせないほうがよいと思われるときは，休ませます．そのときは，みんなで，仕事のカバーをお願いします．必要に応じて，カウンセラーなどにも相談しましょう．

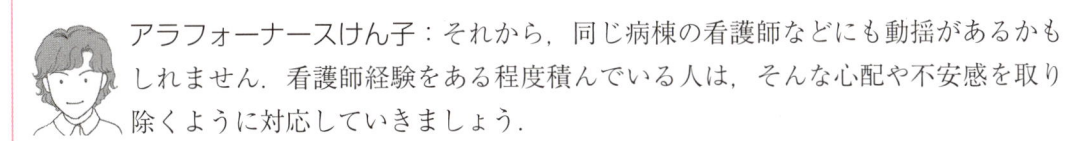

アラフォーナースけん子：それから，同じ病棟の看護師などにも動揺があるかもしれません．看護師経験をある程度積んでいる人は，そんな心配や不安感を取り除くように対応していきましょう．

11．事故の公表・報告

アラフォーナースけん子：ここから先は事故当事者の話ではなくなってきますが，病院長は，事故の内容に応じて，マスコミなどに事故の公表を行うようになります．公表の基準ですが，参考に，「国立大学附属病院における医療上の事故等の公表に関する指針（改訂版）」（平成24年）の表（次頁参照）を示します．

　今回の事故をこの表1に当てはめると，縦軸が「1．「明らかに誤った医療行為又は管理」に起因して…」そして横軸が「死亡又は重篤な障害残存事例（恒久）」となりそうですから，「発生後又は覚知後，可及的速やかに公表．調査後に，自院のホームページに掲載する等により公表」となりそうです．

表1 公表する医療上の事故等の範囲および方法

原因等 \ 患者重症度	死亡又は重篤な障害残存事例（恒久）	濃厚な処置・治療を要した事例（一過性）	軽微な処置・治療を要した事例又は影響の認められなかった事例
1.「明らかに誤った医療行為又は管理」に起因して，患者が死亡し，若しくは患者に障害が残った事例又は濃厚な処置若しくは治療を要した事例．	・発生後又は覚知後，可及的速やかに公表 ・調査後に，自院のホームページに掲載する等により公表	・調査後に，自院のホームページに掲載する等により公表	
2.「明らかに誤った医療行為又は管理」は認められないが，医療行為又は管理上の問題に起因して，患者が死亡し，若しくは患者に障害が残った事例又は濃厚な処置若しくは治療を要した事例（医療行為又は管理上の問題に起因すると疑われるものを含み，当該事例の発生を予期しなかったものに限る）．	・公益財団法人日本医療機能評価機構への報告を通じて公表		
3. 上記1, 2のほか，医療に係る事故の発生の予防及び再発の防止に資すると考えられる警鐘的な事例（ヒヤリハット事例に該当する事例も含まれる）．			

参考：本表の「患者重症度」と国立大学附属病院医療安全管理協議会において定めた「インシデント・アクシデント影響度分類」（下記に表記）との関係については，患者が死亡，若しくは患者に障害が残った事例や濃厚な処置若しくは治療を要した事例は，「インシデント・アクシデント影響度分類」のレベル3b以上にあたる．なお，公表事例に該当するか否か，公表の方法等については，個別の事例ごとに，各国立大学附属病院で定めた手続きと基準にのっとって総合的に判断する必要がある．

表2 インシデント・アクシデント影響度分類

レベル	傷害の継続性	傷害の程度	傷害の内容
レベル5	死亡		死亡（原疾患の自然経過によるものを除く）
レベル4b	永続的	中等度〜高度	永続的な障害や後遺症が残り，有意な機能障害や美容上の問題を伴う
レベル4a	永続的	軽度〜中等度	永続的な障害や後遺症が残ったが，有意な機能障害や美容上の問題は伴わない
レベル3b	一過性	高度	濃厚な処置や治療を要した（バイタルサインの高度変化，人工呼吸器の装着，手術，入院日数の延長，外来患者の入院，骨折など）
レベル3a	一過性	中等度	簡単な処置や治療を要した（消毒，湿布，皮膚の縫合，鎮痛剤の投与など）
レベル2	一過性	軽度	処置や治療は行わなかった（患者観察の強化，バイタルサインの軽度変化，安全確認のための検査などの必要性は生じた）
レベル1	なし		患者への実害はなかった（何らかの影響を与えた可能性は否定できない）
レベル0	—		エラーや医薬品・医療用具の不具合が見られたが，患者には実施されなかった
その他			

（医療安全管理体制担当校：国立大学附属病院における医療上の事故等の公表に関する指針（改訂版）．国立大学附属病院長会議常置委員会, 2012より引用改変）

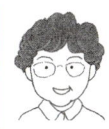

ベテナースお松：公表に当たっての留意点として，患者側のプライバシーに十分に配慮することや患者の家族の方から公表に関する同意を得ることなどがありますよね．

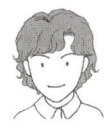

アラフォーナースけん子：はい，その通りです．

りつか先生：法律に基づく報告義務として，独立行政法人国立病院機構の開設する病院や，大学附属病院などは，「医療法施行規則の一部を改正する省令（平成16 年厚生労働省令第 133 号）」により，登録分析機関である公益財団法人日本医療機能評価機構に事故を報告することになっています．また，医療法 25 条では，必要があると認めるときは，厚生労働大臣等は，必要な報告を命じることができるとなっています．

　また，「病院機能評価」認定病院は，医療事故が発生した場合，その報告を行わなければならないことがあります．

　それから，医療事故損害賠償責任保険との関係で，病院は契約している任意保険会社に事故報告をするようになります．

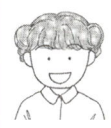

フレナースなす子：報告と一言で言っても，いろいろとあるんですね．

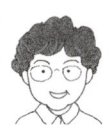

ベテナースお松：そうよ．事故は病院内だけの問題ではないですからね．いつ自分がそんな事故に巻き込まれるかも，と思って，世間の人の関心を引きますからね．

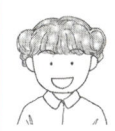

フレナースなす子：緊張感を持ってがんばります！

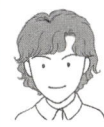

アラフォーナースけん子：さて，このあたりまでが，事故直後からの一連のことになるでしょうか．事故後のだいたいの流れはつかめたかしら．

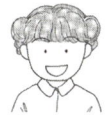

フレナースなす子：ふーっ．大変．こちらも大変ですけど，患者の家族は，良くなると思って入院したのに，事故で急に亡くなって，っていう状況ですもんね．いったい何が起こったんだ，と混乱している状況ですよ，きっと．

アラフォーナースけん子：そうですね．落ち着くには，どうしても時間が必要でしょう．
　今回は，医療事故シミュレーションということでしたから，救命処置に関しては簡単に済ませています．みなさん十分にわかっていると思いますけど，救命処置は大切です．次回は，救命処置シミュレーションを行いましょうね．やってみると，けっこう「あれっ？」てことがあるんですよ．備えあれば憂いなし．なす子ちゃん，また，出番よ！

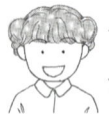

フレナースなす子：リョーカイです．「どーしたらー，いいんでしょうかー!!」から，脱却できるようにがんばります！

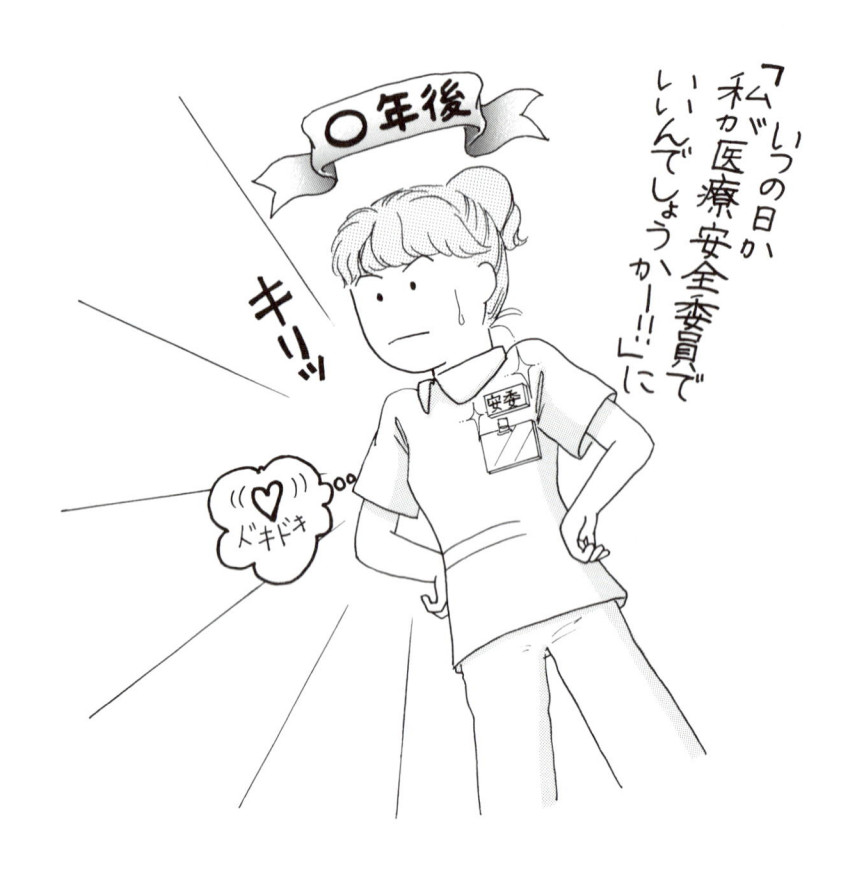

☕ コーヒーブレーク　ナースにおすすめシネマ 3

アラフォーナースけん子のおすすめ編

『かもめ食堂』

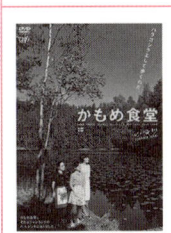

日本，2005年
監督：荻上直子
主演：小林聡美
DVD発売中
価格：¥4,800＋税
販売元：バップ
©かもめ商会

パート2ではベトナムが舞台のドラマを紹介しましたが，今回はフィンランドが舞台の映画を紹介します．サチコ（小林聡美）は，フィンランドでおむすびがメインメニューの「かもめ食堂」をオープンします．そこにやってくるのは日本かぶれの青年トンミ（ヤルッコ・ニエミ），ガッチャマンの歌詞がきっかけで知り合ったミドリ（片桐はいり），そして謎めいた女性マサコ（もたいまさこ）．この3人とサチコさんが絶妙な雰囲気を醸し出します．美しいフィンランドの街並みや自然の景色，おいしそうなシナモンロールやおむすびなどの食べ物，そしてゆったりと流れていく時間，気がついたら，あなたの心は暖かさに満たされているはずです．

「医食同源」という言葉があるように，おいしいものをおいしく食べられることは幸せなことであり，健康の第一歩だと思います．DVDのカバーには「ハラゴシラエして歩くのだ」とあります．私も行ってみたい「かもめ食堂」．そして，私たちがめざすのは「かもめ病院」？　でも，そんな病院はすぐに倒産？

その4　入浴

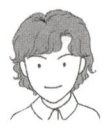

アラフォーナースけん子：最近，入浴に関する医療事故訴訟がありました．今回は，そんな事例を紹介してもらいます．

> **POINT**　浴室の給湯栓から熱い湯が出る場合は，そのことについて患者に注意を与えるようにしましょう．熱傷を生じる危険があります．

【Case 5】よくそうでは困ります事件
（千葉地裁平成 23 年 10 月 14 日判決）

【患者】A さん（79 歳，女性）
【経過】

- 平成 20 年 10 月 31 日：<u>両変形性膝関節症の手術のために，B 病院に入院</u>．手術日は 11 月 7 日に決まる．A さんの歩行にふらつきはなく，杖なしでトイレ往復可能．
- 11 月 6 日（手術前日）午前：看護師らがカンファレンスで A さんの入浴方法について検討，小浴室で介助を付けずに入浴することに異論なし．
- 看護師 C さんが午後に入浴するよう指示．浴室内の設備など入浴に関し，具体的な説明や注意なし．
- 午後 2 時ごろ：看護師 D さんが小浴室まで案内し，「何かあったらナースコールを押すこと．鍵を閉めないように」と伝える．A さん，1 人で入浴．
- 午後 2 時 40 分ごろ：看護師 D さんが<u>浴槽内で倒れている A さんを発見</u>．浴槽には，湯と水の量を別々に調節して湯温を調節する混合栓タイプの蛇口を設置．混合栓の給水栓は閉まったままであったが，給湯栓は開いており，<u>蛇口から 55 〜 56 度の熱いお湯が浴槽内に注ぎ込まれている状態</u>．A さんは，頭と顔以外の身体の<u>90％に熱傷</u>を負い，意識不明，心肺停止状態．右後頭部，右上背部に出血あり．
- 11 月 7 日：<u>死亡</u>．

- A さんの自宅の風呂の給湯栓は温度が自動設定されており，給湯栓のみを開いても 39 度以上の湯は出ず，給水栓を開く必要はないタイプ．

【A さんの遺族】入浴に介助をつけるべきであったなどと B 病院を相手取って提訴．

【裁判所の判断】A さんの遺族の請求を認める　損害賠償額約 1,900 万円
- A さんは浴槽に入ってから給湯栓を開いたところ，熱湯が出て驚いて転倒し，頭

部を小浴室の壁等に打撲して脳しんとうを起こすなどして意識を喪失し，浴槽内に倒れ込み，発見されるまでの間，熱湯に浸かり続け，熱傷を負ったと考えられる．
・歩行状態等から，入浴の際に介助をつける必要はなかった．
・看護師Dさんは，Aさんが小浴室内で熱いお湯を浴びて熱傷を負うことのないよう，浴室の給湯給水設備の使用方法および熱傷を負うおそれのある<u>熱い湯が出る危険について説明・注意をすべきだった</u>．
・担当看護師らは，<u>入浴後30分経過時には速やかにAさんの安全を確認すべき</u>であった（この事例では40分後）．

フレナースなす子：お風呂だとすべって転倒してケガをするという事故はあると思っていましたけど，熱傷で死亡するという事故もあるんですね．ビックリしました．私は，濡れているからすべりやすいので気をつけてね，とは言っていますけど，蛇口の使い方までは……．

アラフォーナースけん子：私は，てんかんの患者さんがシャワーの操作中に発作を起こして意識を失って，シャワーから出る熱いお湯でやけどしたということを経験しています．入浴中は思わぬ事故があるんですよね．ただ，どうしても病棟内のことに気が取られて，入浴のことは後回しになることが多いような気がします．

りつか先生：このB病院は市立病院なんですけど，患者の入浴の可否，浴室の選択，介助の有無，方法などに関するマニュアルは作成されておらず，カンファレンスで決定されていたようですね．入浴の際の説明のマニュアルはなく，設備の使用方法については，説明する看護師としない看護師とがいたということですよ．

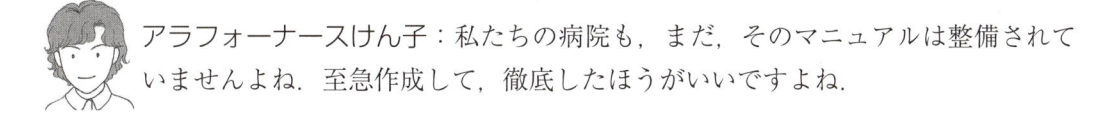

アラフォーナースけん子：私たちの病院も，まだ，そのマニュアルは整備されていませんよね．至急作成して，徹底したほうがいいですよね．

ベテナースお松：そうですね．早く作りましょう．確かに，高齢者などは，給湯栓が自宅と違っていたりすると，危険なことはありますよね．あと，なす子ちゃんが言ったように浴室は濡れていますから，転倒の危険は高いですよね．

アラフォーナースけん子：それから，入浴後30分以内には安全確認という指摘もあります．このこともマニュアルに入れた方がいいでしょうね．それから，熱いお湯が出る蛇口には，『熱湯に注意』っていう注意書きがあったほうがいいように思います．これは，施設関係の人に申し入れてみましょう．

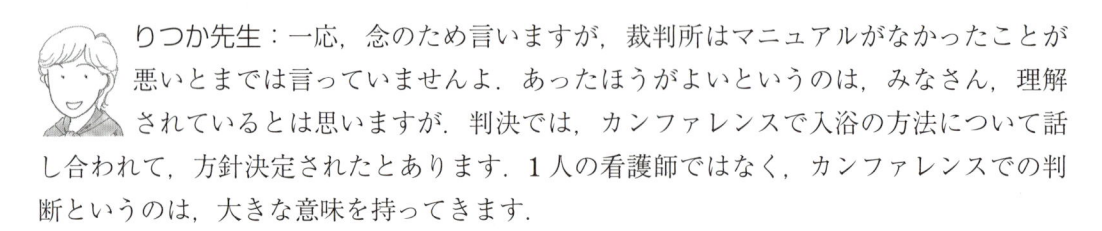

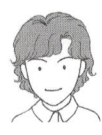

りつか先生：一応，念のため言いますが，裁判所はマニュアルがなかったことが悪いとまでは言っていませんよ．あったほうがよいというのは，みなさん，理解されているとは思いますが．判決では，カンファレンスで入浴の方法について話し合われて，方針決定されたとあります．1人の看護師ではなく，カンファレンスでの判断というのは，大きな意味を持ってきます．

アラフォーナースけん子：カンファレンスで決まった内容を行うとともに，カルテにきちんとその内容を書いておくことが大切ということですね．

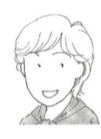

りつか先生：その通りです．

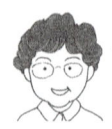

ベテナースお松：ところで，なす子ちゃん，KY活動って知ってる？　リスクマネジメントの分野の活動よ．

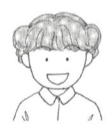

フレナースなす子：すみません．知りません．

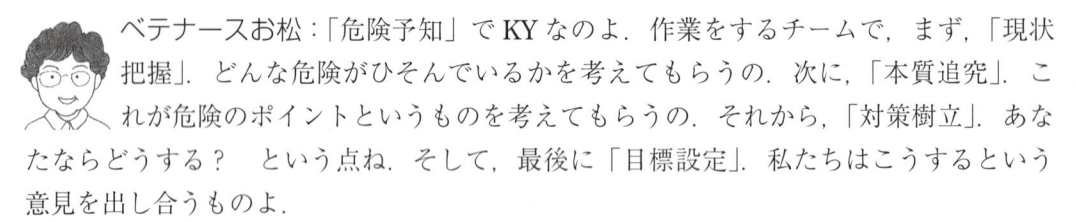

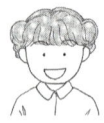

ベテナースお松：「危険予知」でKYなのよ．作業をするチームで，まず，「現状把握」．どんな危険がひそんでいるかを考えてもらうの．次に，「本質追究」．これが危険のポイントというものを考えてもらうの．それから，「対策樹立」．あなたならどうする？　という点ね．そして，最後に「目標設定」．私たちはこうするという意見を出し合うものよ．

フレナースなす子：なるほど．確かに役に立ちそうです．

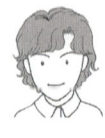

アラフォーナースけん子：今度，入浴の場面以外でもやってみましょう．

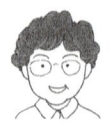

ベテナースお松：ほかにも，5S（整理，整頓，清掃，清潔，しつけ）運動というのもあるわよ．

3 看護事故-民事責任編

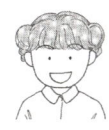

フレナースなす子：えっ5Sですか？　スリル，スピード，サスペンス，……，あと2つは？

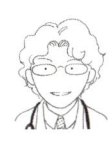

イケメン先生：はっはっ．なす子ちゃんの仕事ぶりにはピッタリだけど．

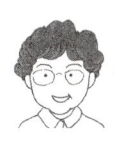

ベテナースお松：そうよ，なす子ちゃん．アクション映画の見すぎよ．

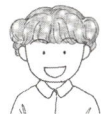

フレナースなす子：ギクッ！

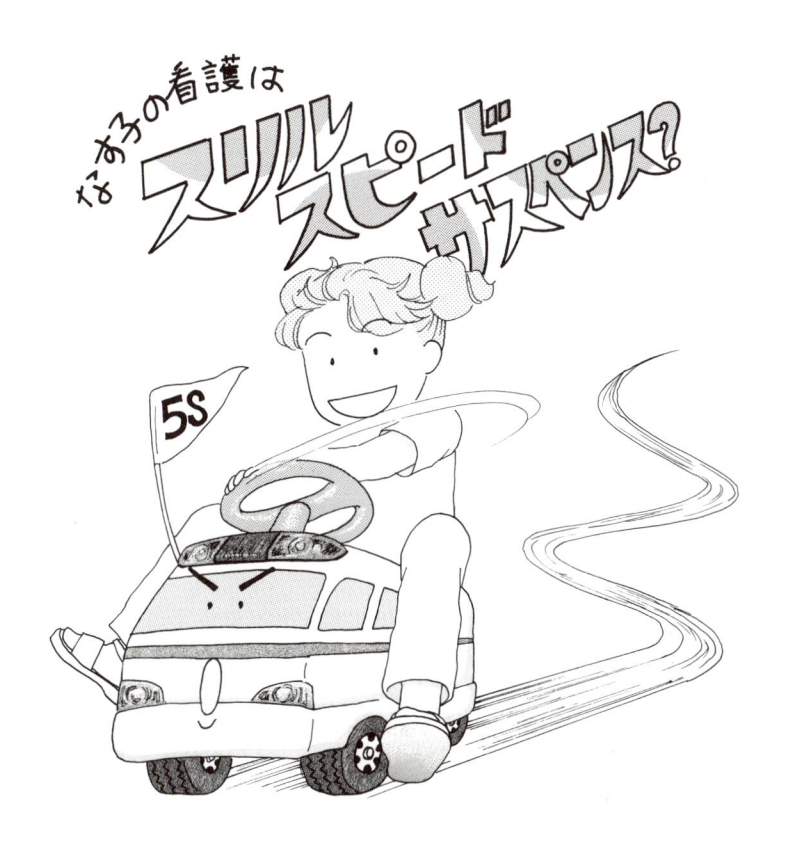

その5　個人情報保護

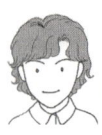

アラフォーナースけん子：最近，個人情報保護が問題となった訴訟事例があると聞きました．りつか先生，今回はその事例の紹介をお願いします．

POINT 個人情報漏洩の意味やその恐れについて，再確認しましょう．

【Case 6】リンクナースならぬリークナース事件
（福岡高裁平成24年7月12日判決）

【原告】Aさん（女性）

【経過】

- 平成18年ごろ：Aさんの娘さん（平成元年生まれ）が左腸骨悪性腫瘍（ユーイング肉腫）に罹患し，大学病院などで化学療法や手術を受ける．その後，リハビリや疼痛管理目的でB病院に入通院する．B病院に勤務する看護師Cさんは，Aさんの娘さんを担当する看護師の1人であり，病状を知り得る立場．
- B病院では新人オリエンテーション研修において，個人情報の管理について指導あり（Cさんも参加）．また，月1回の運営会議でも個人情報保護の指導がなされる．
- 平成20年6月ごろ：看護師Cさんは，自宅で夫Dさんに「大変に重い病気にかかっている若い子がおり，母親は，夜の仕事をしていて，仕事が終わり朝少し休憩した後，看護のため付き添っている」などと母親が経営している飲食店の名とともに話す．CさんはDさんに対し，Aさんの子供のことを口外しないよう特に口止めせず．夫Dさんはその飲食店の客であり，数カ月に1度，1人または2人程度で訪れていた．
- 平成20年7月：Dさんがその飲食店に行き，帰り際に，Aさんに対し，「娘さん，長くないんだって」「あと半年の命なんやろ」などと述べる．Aさんは，担当医から娘が回復不能であることや余命を聞かされておらず，Dさんから突然，娘の余命が長くないことなどを聞かされ，娘のことに不安等を感じるとともに，Aさんの秘密が漏洩（ろうえい）されたことを知り，精神的苦痛を受ける．
- 翌日，Aさんは担当医にこのことを伝える．担当医は調査を行い，Dさんが看護師Cさんの夫であり，CさんがDさんに対して，病状を漏洩したことが判明．
- 平成20年12月：Aさんの娘さんはユーイング肉腫により死亡．

【Aさんの母】個人情報の管理に問題があったなどとB病院を相手取って提訴．

3　看護事故−民事責任編

（CさんとDさんを相手取っての訴訟も起こされたが，これは訴訟上の和解が成立）

【裁判所の判断】Aさんの請求を認める．損害賠償額約110万円．
・看護師Cさんが夫Dさんに患者の個人情報を漏洩したのは今回が初めてではないことがうかがわれ，Cさんは個人情報保護について問題意識を持っていなかったと認められる．
・病院は個人情報の管理について指導していたが，秘密の漏洩の意味やその恐れについて具体的に注意を喚起するものではなかったため，指導は不十分．

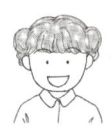

フレナースなす子：おしゃべりな私には，耳が痛い話だわ．気をつけないと．

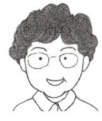

ベテナースお松：なす子ちゃん，具体的な個人名を出さなければOKというわけではないのよ．聞いているとそれが誰か特定できるようであれば，ダメですからね．

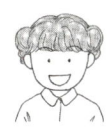

フレナースなす子：はい．

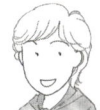

りつか先生：この事例では，看護師Cさんは個人情報保護に関する研修などは受けたものの，何が個人情報に当たるかが具体的に理解されていなかったようですね．病院は個人情報保護に関する研修などを行っていたと反論していますが，職員が理解していない以上，指導が不十分だったという判断のようですね．

イケメン先生：これは，看護師Cさん個人の責任とは言えないんですか．病院は研修会とかやっていたんでしょう？　どうしても理解が十分でない人はいると思うんですけど．この事例の判断は，病院側にとっては厳しいと思うんですけど……．りつか先生，この点，どうなんですか？

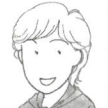

りつか先生：紹介したのは高裁の判断ですが，確かに，地裁では病院側に責任はないと判断されています（大分地裁平成24年1月17日判決）．その理由は，病院は個人情報管理規定を制定し，オリエンテーションで規定の制定を知らせ，各部署にその規定を備え置き，守秘義務履行の誓約書を作成・提出させていたことから，監督義務は果たしていたと判断できるとされています．

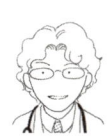

イケメン先生：でも，高裁では，その判断は否定されたんですよね．

47

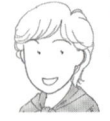

りつか先生：はい，そうです．高裁は経過で述べた理由のほかに，病院は，個人情報の漏洩の対応として，Cさんに対して降格・減給などの懲戒処分は行っていますが，報告書の作成や所轄官庁への報告をしておらず，Cさんに対する懲戒処分に際しても，事実を確定させCさんに守秘義務違反を認識させるものではなかったことから，指導が不十分であったと推認させるものと述べられていますよ．

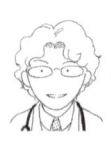

イケメン先生：少しだけ納得ですが……．

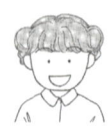

フレナースなす子：この事例って，私たちフレナースもですけど，私たちを指導する側が知っておくべき事例みたいですね．

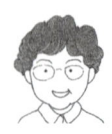

ベテナースお松：その通りだわ．なす子ちゃんの理解度確認のために，ビシビシ質問して，バシバシ指導するわよ．

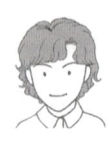

アラフォーナースけん子：私もビシバシいきますよ．

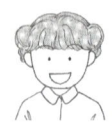

フレナースなす子：わぉ！　今回の事例は，と，とても恐ろしい事例です‼

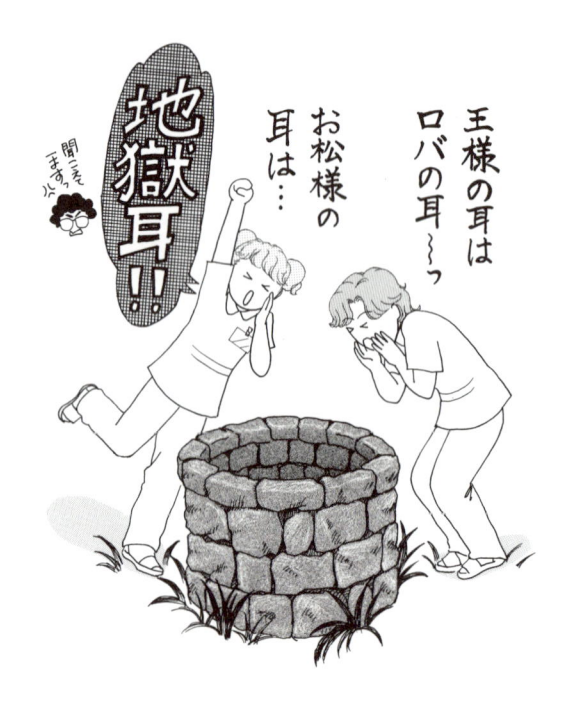

☕ コーヒーブレーク　ナースにおすすめシネマ　4

イケメン先生のおすすめ編
『パッチ・アダムス』

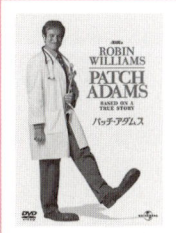

アメリカ，1998年
監督：トム・シャドヤック
主演：ロビン・ウィリアムズ
DVD 発売中
価格：¥1,429＋税
発売元：NBC ユニバーサル・エンターテイメント

　この映画は，医師が患者に対して行うことは単に疾患の治療することだけではなく，患者の心に寄り添い，笑いや笑顔を通して，たとえ一時的であっても，心を解放し，QOL を上げていくことを実践しているパッチ・アダムス医師（ロビン・ウイリアムズ）の実話に基づいたものです．彼は入院している子どもたちに笑いを届けるホスピタルクラウン（病院のピエロ）活動を始めたんですよ．途中にはそのシーンもあります．
　彼の医学部学生時代を取り上げたものですが，彼が目指す医療は，旧来の医学部の権威的な体制と衝突します．それを確固たる信念と熱い情熱で打ち破っていく姿は，同じ医師として本当に見習うべきものです．患者のために，患者の幸せのためにという熱い思いで，周りを引き込みながら，アダムス医師は進んでいきます．自分がそこまでの思いを持って診療にあたっているかと言われると，恥ずかしながら，ちょっと反省してしまいます．正しいと思う自分の信念のために，はみ出すくらいの勇気が必要なのかもしれませんね．この映画を見てそう思います．

その6　薬剤によるアナフィラキシーショック

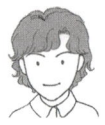

アラフォーナースけん子：次は，抗菌薬によるアナフィラキシーショックで死亡した事例です．アナフィラキシーショックは，いつ起こるかわからないものですよね．

!POINT　アレルギー体質の患者に初めての種類の注射（点滴）を行うときは，5分程度は近くで様子をみましょう．アナフィラキシーショックを起こすことがあります．

【Case 7】すぐに出ました事件
（最高裁平成16年9月7日判決）

【患者】Aさん
【アレルギー】抗菌薬やかぜ薬にアレルギーあり．青魚・生魚でじん麻疹．
【経過】

・平成2年8月8日：B病院で大腸癌の手術を受け，術後，パンスポリン®とエポセリン®（ともに抗菌薬）の点滴を受ける．
・8月25日午前：担当医師は発熱が続くことから，抗菌薬をペントシリン®とベストコール®に変更．Aさんに異常なし．
・午後：担当医師は夜の点滴から，ペントシリン®はそのままで，ベストコール®をミノマイシン®（抗菌薬）に変更の指示．
・午後10時：看護師Cさんがペントシリン®とミノマイシン®の点滴を開始，直後の10時2分ごろ，病室を出る．
・点滴開始数分後：Aさんはうめき声を上げ，妻に対して，看護師を呼ぶように求め，妻がナースコール．
・午後10時10分：看護師Dさんが訪室．看護師Dさんは，Aさんから，気分が悪く体がピリピリした感じがすると聞き，Aさんの妻から点滴が始まってから異常が現れたと告げられたため，点滴を中止．後から来た看護師Cさんに，Aさんの様子をみておくように伝えて，当直医E医師を呼びに行く．
・午後10時15分：当直医のE医師に連絡．到着までの間に，Aさんは「オエッ」というような声を何回か発した後，白目をむく．その後，E医師と看護師Dさんが到着し，午後10時20分に心臓マッサージを開始．さらに，別の当直医F医師の応援を求める．F医師は1分後に到着．
・午後10時30分：E医師が気管内挿管を試みたが喉頭浮腫のため，挿管できず．F医師が喉頭穿刺．

3 看護事故－民事責任編

- 午後10時40分：気管内挿管．
- 午後10時45分：アドレナリン（ボスミン®）など投与．
- 翌26日午前1時28分：死亡確認．

【Aさんの遺族】抗菌薬投与後の経過観察をすべきであったなどと，B病院を相手取って提訴．

【裁判所の判断】**高裁に差し戻し**
- 死因は点滴静注された薬剤によるアナフィラキシーショック．
- 看護師Cさんが点滴開始後すぐに病室を出たため，アナフィラキシーショック発症後もしばらく薬剤の投与が継続されることになり，当直医による心臓マッサージが開始されたのが発症後10分以上，気管内挿管が試みられたのが20分以上，アドレナリンが投与されたのが約40分経過した後となった．
- 担当医師はアレルギー反応を起こしやすい体質であると申告しているAさんに対し，新たな薬剤を投与するに際し，アナフィラキシーショックの発症に備えて，あらかじめ担当看護師に投与後の経過観察を十分に行うよう指示し，また，発症後の迅速かつ的確な救急処置を取り得るような医療態勢に関する指示，連絡をしておくべきであった．

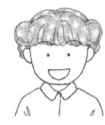

フレナースなす子：私の目の前で起こったら，大変だわ．Aさんの様子をみておくようにと言われた看護師のCさんは，きちんと対処できたのかしら．

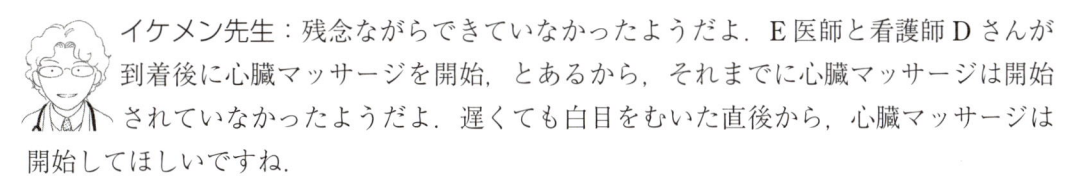

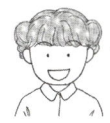

イケメン先生：残念ながらできていなかったようだよ．E医師と看護師Dさんが到着後に心臓マッサージを開始，とあるから，それまでに心臓マッサージは開始されていなかったようだよ．遅くても白目をむいた直後から，心臓マッサージは開始してほしいですね．

フレナースなす子：が，がんばります……．

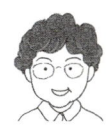

ベテナースお松：頼みますよ．

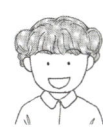

フレナースなす子：そっそれから，投与後の経過観察っていうのは，実際どれくらいしたらいいんですか．

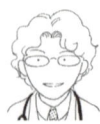

イケメン先生：アナフィラキシーショックは薬剤投与後5分以内が多いといわれていますから，**少なくとも5分**でしょうね．ただ，30分以上たってからアナフィラキシーショックを生じる例もあるので，気をつけましょうね．

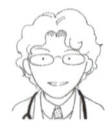

イケメン先生：アレルギー歴のある患者さんには，新たな薬剤を投与するときには，裁判所が言うように，薬剤投与後少なくとも5分間経過観察の指示は出すようにしますが，時々，抜けそうだなぁ．

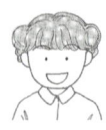

フレナースなす子：先生，抜けても大丈夫！　わっ私がついています！

イケメン先生：（それを聞いて，ますます不安顔になる）そういえば，研修医のときに先輩から「新しいことは，夜するな」って言われたことがありますよ．こういった事故を防ぐための言葉ですよね．アナフィラキシーに限らず，夜間は思わぬことが起きたときに，人手が少なくて，対応するのが難しい場合がありますからね．

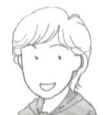

りつか先生：確かに訴訟事例を見ていると，夜間や休日に事故が起きている事例は多いですよ．人手が少ないために，患者さんに重大な徴候が出ていても，気づくのが遅れたり，不十分な対応となっていたりする場合があるんでしょうね．そうそう，それから，主治医が学会なんかで不在になる時も要注意ですね．代診の先生の対応が問題となった事例もありますよ．

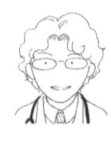

イケメン先生：そうそう，学会とかで上の先生がいないとかそういう時に限って，何かが起こるんですよね．

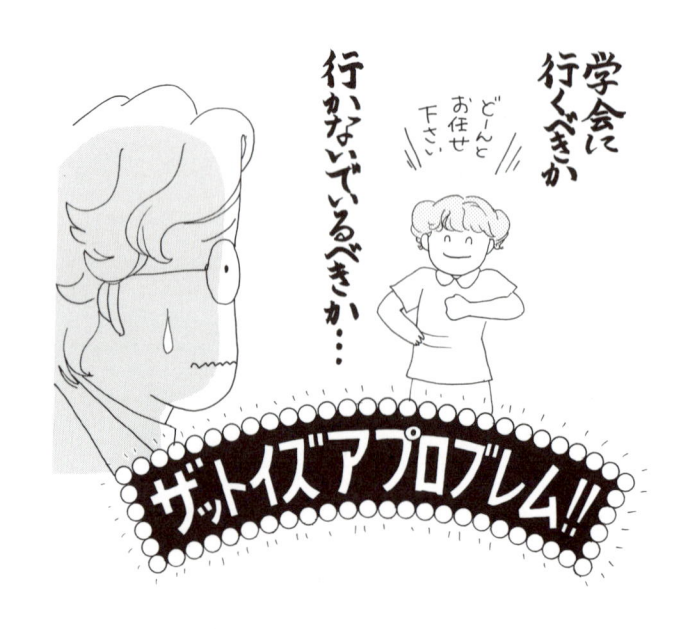

3　看護事故−民事責任編

その7　患者の自殺

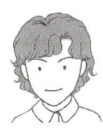

アラフォーナースけん子：一般病棟に入院中の患者が自殺することもあります．今回は，そんな事例を紹介してもらいます．

POINT 自殺を試みた患者は，直後に絶対に1人にしないようにしましょう．再度，自殺を試みることがあります．

【Case 8】 10秒間のできごと事件
（名古屋地裁平成19年4月25日判決）

【患者】Aさん（64歳，男性）

【経過】
- 平成16年9月3日：肺結核症治療のため，それまで入院していたB病院からC病院呼吸器科に転院．
- 10月15日午後4時ごろ：病室の床に転倒している状態で発見される．看護師らがベッドに移動させる際，「もう終わりや，ゲームは終わりや」などと言い，静脈留置針や尿道カテーテルを自己抜去しようとする．病室内やX線検査に行く途中に，「死にたい．あの窓から飛び降りるぞ」などと言う．腰椎圧迫骨折と診断．
- 午後5時30分ごろ：医師および看護師長が，たまたま見舞いに来院したAさんの妻らに対し，Aさんの現状について説明し，Aさんは精神的に不安定になっており，おかしな言動が見られるので，家族の方もサポートして欲しいと伝える．
- 10月16日午前2時15分：静脈留置針を自己抜去している．「最後ぐらいは親の役目を果たさんとなぁ．○○君を呼んでくれ」などと言う．
- 午前6時25分ごろ：Aさんの病室から壁をたたくような音や窓ガラスの音がする．看護師Dさんが訪室したところ，Aさんは病室の窓とベッドの中間地点に窓の方を向いて立っており，窓に取り付けられていた固定式の網戸が破られている．Aさんの胸元には血液が付着し，首にはゴムチューブのようなものが緩く巻き付いていたことから，看護師DさんはAさんが自殺を図ったものと判断．看護師Dさんが他の看護師の応援を要請するなどのため，病室を退室し，ナースステーションに向かい，ナースステーションの手前の処置室にいた看護師Eさんに，Aさんの病室に向かうよう頼む．看護師Eさんが病室に駆けつけたとき（看護師Dさんが退室してから約10秒程度）には，病室にAさんは見当たらず，網戸が破損した窓から下を見たところ，地面に倒れているAさんを発見．
- Aさんの死亡が確認される．

【Aさんの遺族】自殺をしないようにすべきであったなどとC病院を相手取って提訴．

【裁判所の判断】Aさんの遺族の請求を棄却（病院側勝訴）
・看護師Dさんが不在のわずか10秒程度の間に飛び降り自殺に及ぶと予見するのは極めて困難．

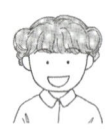

フレナースなす子：大変な経過ですね．こんな場面には，できれば遭遇したくありません．遺族の方もそうでしょうけど，看護師Dさんも大ショックでしょうね．

アラフォーナースけん子：そう思います．ところで，なす子ちゃんが，この看護師Dさんと同じ立場だったらどうしますか？

フレナースなす子：看護師Dさんと同じように，ナースステーションに走っていきます．そして，（大声で）「Aっ，Aっ，Aさんが，大変で――す．どーしたらー，いいんでしょうかー‼」と，応援を頼みます．

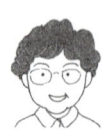

ベテナースお松：なす子ちゃん，あいかわらず，あまりにシロウトすぎません？

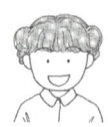

フレナースなす子：そ，そうですか？

アラフォーナースけん子：まずは患者さんへの声かけがいるんじゃないかしら．「どうしましたか？」とか「大丈夫ですか？」とか．声かけをして，患者さんを少しでも落ち着かせることが大切だと思いますよ．

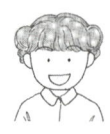

フレナースなす子：そうですよね．そうします．

イケメン先生：それから，自殺を試みた直後に，その人を1人にしないというのも鉄則だと思いますよ．この事例もそうですが，自殺を試みた直後に，もう1回自殺を試みることがありますからね．要注意ですよ．病室で自殺企図を発見したら，その場から離れず，声かけをしながら，ナースコールで応援を要請するのが，よいでしょうね．

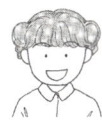

フレナースなす子：わかりました．もし同じような場面があれば，その場から離れず，患者さんから目を離さないようにして，ナースコールを押します．

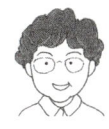

ベテナースお松：そうよ，がんばって．今回の事例は，わずか10秒の間の出来事よ．

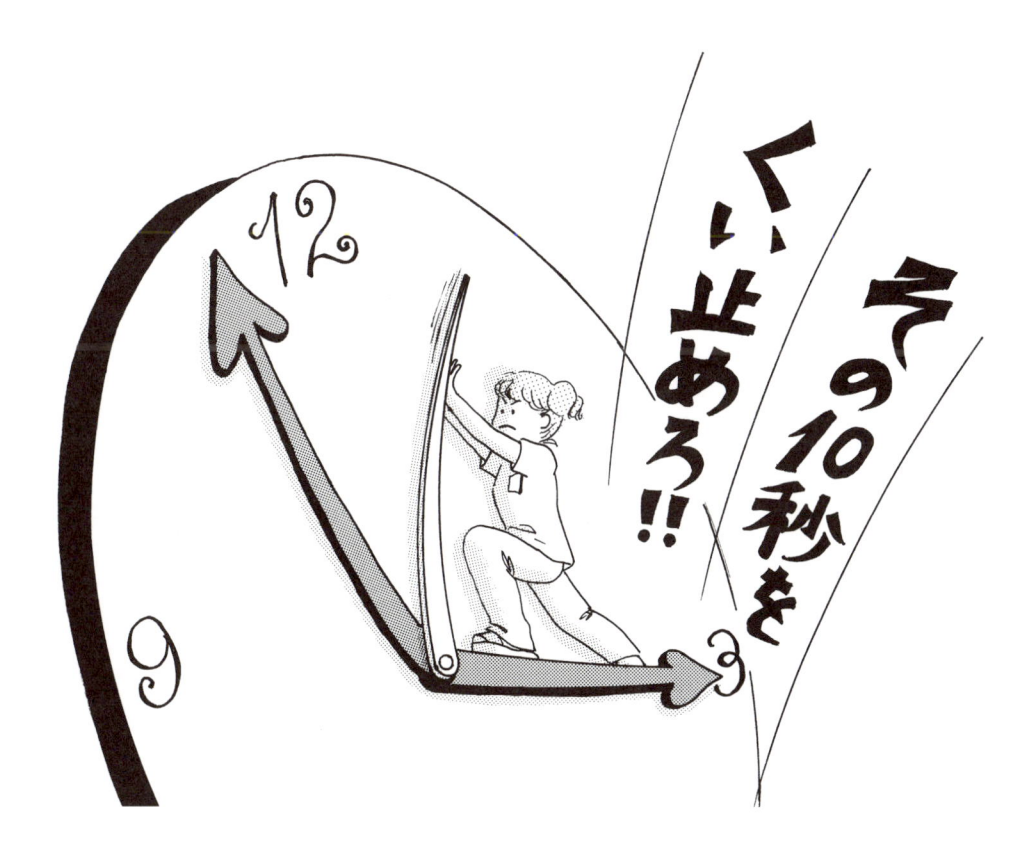

コーヒーブレーク　ナースにおすすめシネマ　5

りつか先生のおすすめ編

『The Lady　アウンサンスーチー　ひき裂かれた愛』

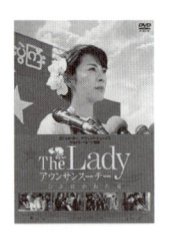

フランス・イギリス合作，2011年
監督：リュック・ベッソン
主演：ミシェル・ヨー
DVD発売中
価格：¥3,800＋税
発売元・販売元：
KADOKAWA　角川書店

　戦争や軍事政権による殺人は，最大の健康被害といえるでしょう．軍事政権に，非暴力を貫いてミャンマーの民主化に挑み，アジア人女性初となるノーベル平和賞を授与された活動家，アウンサンスーチーさんの実録ドラマです．

　これは国家という大きな枠組みでのドラマですが，人によっては，職場に理不尽なことがあったりしませんか？　問題を隠して何事もなかったかのようにしてしまう医師や上司がいたりして，正しいことや当たり前のことが通らないことがあったりしませんか？　なす子やお松の職場のように，風通しがよいとこばかりではないと思います．そんなときには，ほんの少しだけ，アウンサンスーチーさんになる勇気が必要かもしれません．その勇気の積み重ねが，きっと，医療をよりよいものに変えていきます．そんな勇気を与えてくれる映画です．

　この映画ですが，もちろん法律も関係しますよ．軍事政権は決して無法ではありません．法律でもって，国民を支配しています．こわいですね．みんなで，あるべき姿に向かって行きましょう．間違ったものに対しては，勇気を出して，反対の声を出していきましょう．

Special Approach 2　　　はじめての裁判傍聴

今日はりつか先生と一緒に，なす子，お松，けん子，そしてイケメン先生が〇〇地方裁判所に裁判傍聴に出かけています．りつか先生以外は，はじめての裁判傍聴です．なす子はちょっと小学生のときの社会見学気分です．

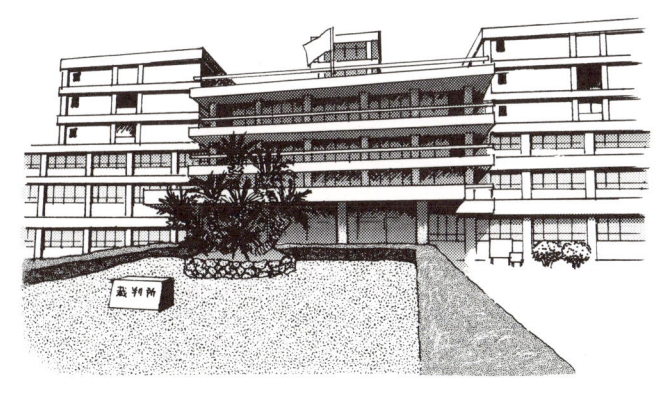

裁判所の入り口で，

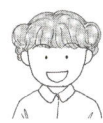

フレナースなす子：（りつか先生に向かって）サイバンボーチョーって予約はいらないんですか．いきなり来て，大丈夫なんですか？　今時だから，インターネットで予約とか．

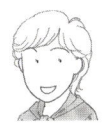

りつか先生：裁判傍聴は予約制にはなっていないんですよ．裁判傍聴の希望者が多いときは，整理券（傍聴券）が渡されていますよ．

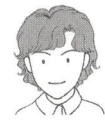

アラフォーナースけん子：そういえば，有名な事件の裁判のときは，裁判所に傍聴希望者の列ができているのを，テレビで見たことがありますよ．

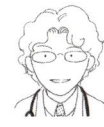

イケメン先生：そして，終わったときに，アナウンサーが裁判所から走って出てくるんですよね．「イケメン先生は，無罪です!!」って感じで．

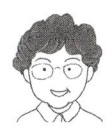

ベテナースお松：（にっこり笑って）先生，本当に無罪？

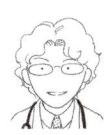

イケメン先生：えっ？

まごつくイケメン先生.

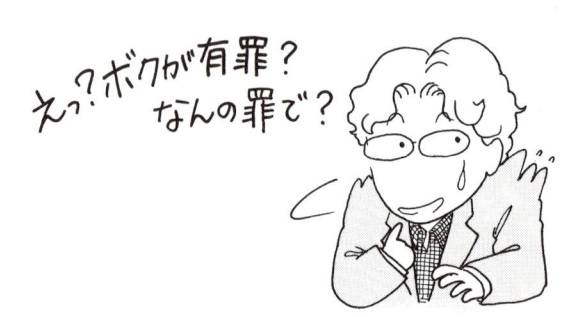

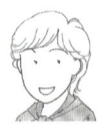

えっ？ボクが有罪？
なんの罪で？

りつか先生：さぁ，今日はイケメン先生の事件ではありませんから，すぐに入れると思いますよ．

にっこりするりつか先生．
裁判所の入り口に入ると机があり，その上に「刑事開廷表」と「民事開廷表」とそれぞれ書かれた2冊のファイルがある．

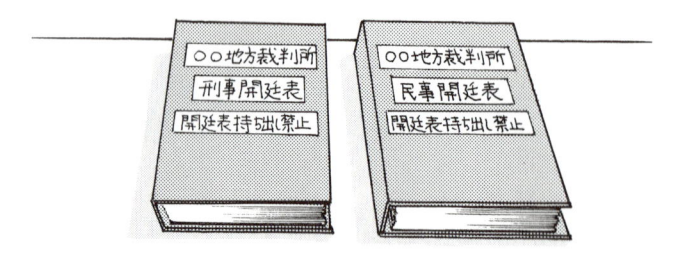

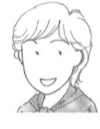

りつか先生：このファイルに今日行われる裁判が書かれています．見てみてください．どの裁判を見に行きますか？

なす子とお松が，それぞれファイルをめくり始める．その間，イケメン先生が，かばんからデジカメを出して，裁判所内の写真を撮ろうとしていると，

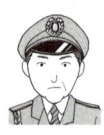

裁判所職員の男性：（近づいてきて）裁判所構内の写真撮影は禁止されています．

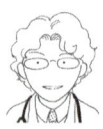

イケメン先生：あっ，どうもすみません（あわててカメラをかばんにおさめる）．

3 看護事故−民事責任編

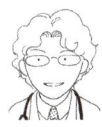

イケメン先生：（りつか先生に向かって）やっぱり，お堅いところですね．ちょっとビックリしました．

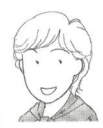

りつか先生：スケッチなら，OKですよ．

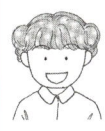

フレナースなす子：だからテレビのニュースでは，裁判の途中の様子は映像ではなく，スケッチなんですね．

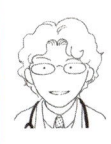

イケメン先生：では，私の絵心で……

描かれているなす子らの顔は，どう見ても芋虫の顔のようにしかみえない．見ないふりをするりつか先生．

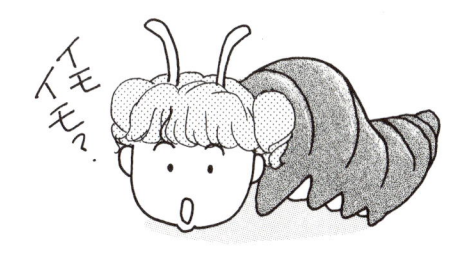

フレナースなす子：（刑事開廷表のファイルをめくりながら）いろいろな事件があるんですね．「窃盗」，「傷害」とか．うわ，「殺人未遂，殺人，銃砲刀剣類所持等取締法違反」．これは物騒ですね．でも，どうして，殺人，殺人未遂，ジューホーなんとかの順にならないのかな？　一番重大なことが，一番最初じゃないんですか？　私は，お松様に，大事なことから報告，って，いつも言われていますけど．

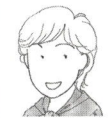

りつか先生：どうしてなんでしょうね．事件の経過がそうなんですかね？　この刑事裁判は一般の人から選ばれた裁判員も参加する裁判員裁判になっていますよ．

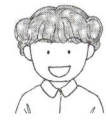

フレナースなす子：しかも，今日，判決って書いてある．せっかくだから，この事件のサイバンボーチョーしてもいいですか．

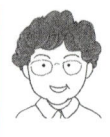

ベテナースお松：いいですよ．けん子さん，イケメン先生もいいですか．

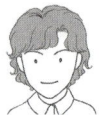

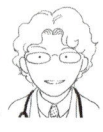

アラフォーナースけん子，イケメン先生：いいですよ．

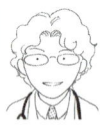

イケメン先生：なす子ちゃんは，けっこう激しいのが好きなんですよね．

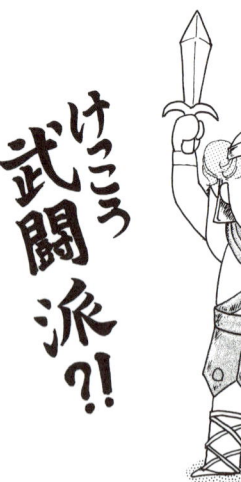

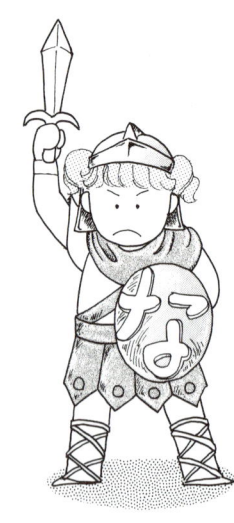

けっこう武闘派?!

入り口から，3階の法廷に移動しながら，

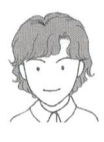

アラフォーナースけん子：（小声で）とても廊下が静かですね．

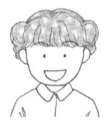

フレナースなす子：（小声で）冗談言ったらいけないって感じですよ．

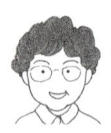

ベテナースお松：（同じく小声で）なす子ちゃんは，ぜったいここでは勤められないわね．

みんな：うなずく．

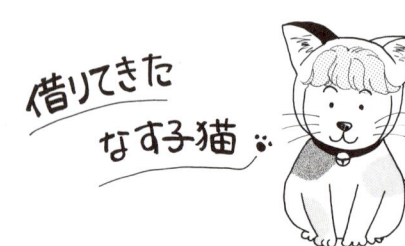

借りてきたなす子猫

目指す法廷の前にたどり着く．廊下にいすが並べられており，他の傍聴希望者らしき人が座って，小声で話をしている．壁には張り紙．「法廷内では以下のものを禁止する．鉢巻き，横断幕，……」

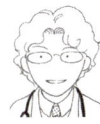

イケメン先生：（小声で）そうだよね，いきなり，被告人の応援とか，裁判官の応援とか始められると，裁判官さんはきっと困っちゃいますよね……．おっと，でも，着ぐるみはだめとは書かれてない！

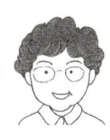

ベテナースお松：イケメン先生，いったい何の着ぐるみを着る気なんですか？

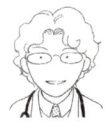

イケメン先生：やっぱり，正義の味方の……．

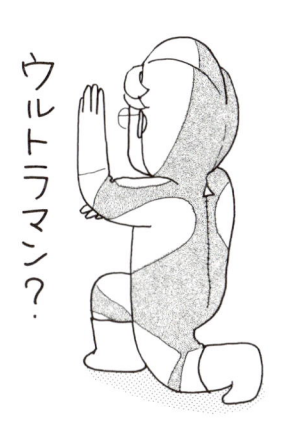

ウルトラマン？

といっている間に，開廷時間近くとなる．中に入る傍聴を待っていた人たち．なす子らも法廷に入る．最後列に，三脚が立てられ，その上にテレビカメラがセットされている．そのそばにカメラマンが待機している．正面の向かって右側に検察官，左側に弁護人が座っている．なす子らは傍聴席のいすに座る．しばらくすると，正面奥のドアが開き，黒い法衣の裁判官3人が入ってくる．全員起立，礼をして，座る．カメラマンのそばにいる裁判所スタッフが，傍聴に来ている人に説明する．「開廷前のカメラ撮影が許可されています．撮影は1分間です．撮影に支障のある方は，席に荷物を置いて，退室してください．

……では，撮影を開始してください．……，30秒経過しました．……45秒経過しました．……撮影を終了してください．」

いったん退室する裁判官．

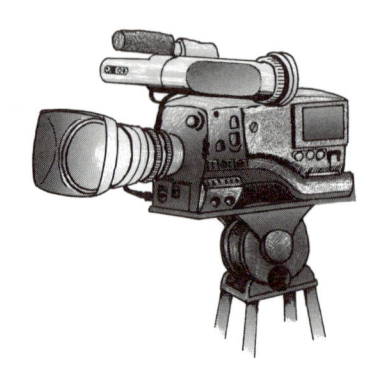

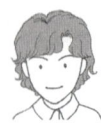

アラフォーナースけん子：この映像がニュースになるんですね．

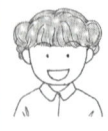

フレナースなす子：もしかして，私の後頭部がテレビ放送？　こんなときのために，後頭部美人になっていれば……．

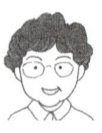

ベテナースお松：もう十分に後頭部美人ですよ．

被告人が2人の刑務官に連れてこられる．弁護人の隣に座る．あらためて，裁判官3人と裁判員6人，補充裁判員2人が入ってくる．裁判官は黒い法衣，裁判員はシャツとスラックスといったような格好である．全員起立，礼をする．着席．

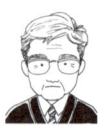

裁判長：被告人〇〇〇〇．中央の被告人席に移動してください．

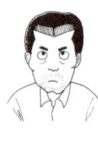

被告人：中央の被告人席に歩いていく．

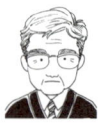

裁判長：では，今から，判決を述べます．被告人はいすに座って聞いてください．

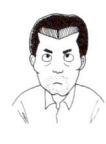

被告人：いすに座る．

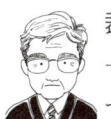

裁判長：本裁判は，平成○年○月○日○時頃，被告人○○○○が，居酒屋○○で一緒に酒を飲んでいた鈴木さんの腹部を包丁で刺し，出血性ショックを引き起こすような回腸および腸間膜損傷という重傷を負わせ，また，それに引き続き，同じく一緒に酒を飲んでいた山本さんの腹部も包丁で刺し，膵臓の損傷による大量出血で，山本さんを死亡させたことに対する殺人未遂，殺人，銃砲刀剣類所持等取締法違反の罪に問われた事件に関するものです．
　では，まず判決理由を述べます．この事件において鈴木さんや目撃者の証言等から認定できる事実としては，……．

少し遅れて，1人傍聴しに若い男性が入ってくる．いくつかいすが空いていたが，いすに座らず，一番後ろに立って，メモを取り始める．

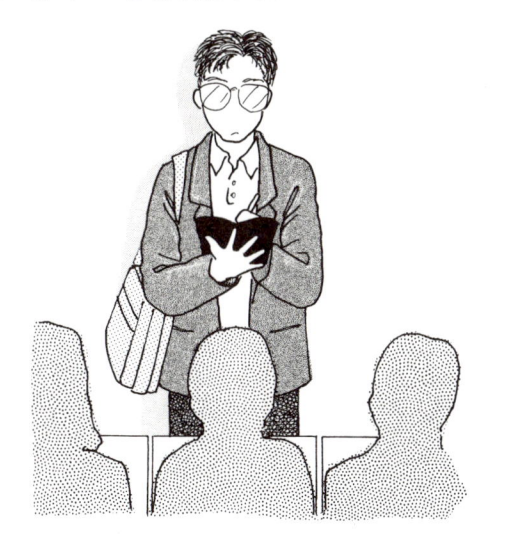

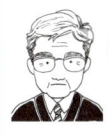

裁判長：すみませんが，後ろに立っておられる方は，空いているいすに座ってください．

遅れて入ってきた男性は，促されて空いているいすに座る．

裁判長は男性がいすに座ったのを確認して，事件の経緯の説明を再開する．約20分間にわたり，事件の経緯，当時の被告人の態度，発言内容などの説明を続ける．

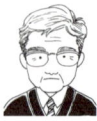

裁判長：（間をあけて，そして，声に力を入れて）以上のことから，被告人を懲役18年に処します．（ここからは，元の話し方に戻って，やや早口に）被告人はこの判決に不服がある場合は，今日から14日以内に裁判所に控訴することができます．以上をもって，本裁判は終了いたします．

全員：起立，礼．退室する傍聴人．なす子らも退室．

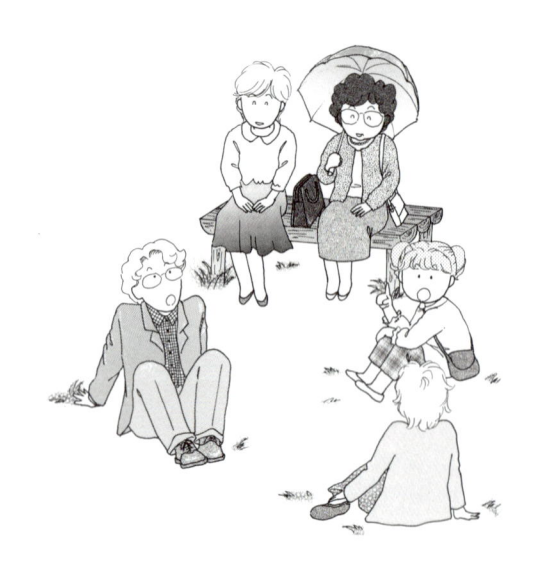

イケメン先生：いい経験になりました．やっぱり，ニュースで見るのとは違いますね．判決の内容ってむずかしいのかと思ったら，裁判官さんの言葉はですます調で，内容もとてもわかりやすいですね．被害者もさんづけで呼ばれていて，もしかして裁判官さんのお知り合い？って感じでしたね．

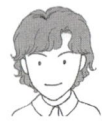

アラフォーナースけん子：私もそう思いましたよ．もっと，むずかしい言葉が並ぶのかと思ったら，……．

全員：しばらく，裁判傍聴の感想や事件の内容の確認，懲役18年が長いか短いかなどについて話をする．

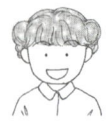

フレナースなす子：ところで，りつか先生，どうして，裁判官さんは最初に出たり入ったりしたんですか？

3 看護事故-民事責任編

りつか先生：最初にテレビカメラの撮影がありましたからね．裁判員の顔は撮影してはいけませんから，裁判官が出たり入ったり，って形になったんだと思いますよ．

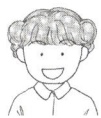

フレナースなす子：なるほど．それから，裁判官さん，判決理由を言っている時に，立っている人にいすに座るよう勧めていましたよね．さすが，裁判官さん，やさしいですよね．裁判中でも，「目くばり，気くばり，心くばり！」

りつか先生：残念ながら，ちょっと違うと思いますよ．いたわりの気持ちというよりは……，傍聴は立ち見できないんです．

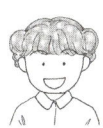

フレナースなす子：な～んだ，そうなんですか．褒めて損しちゃった．そうすると，なんか高速バスみたいですね．いすの数しか入れない．ボーチョーセキにはシートベルトはないけど．

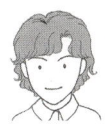

アラフォーナースけん子：今回は殺人事件でしたけど，医療事故で裁判員裁判になることはあるんですか？

りつか先生：いわゆる医療事故で裁判員裁判になることはないですね．裁判員裁判となる事件は，原則，死刑か無期懲役・禁錮に当たる罪が関係した事件か，故意の犯罪行為により被害者を死亡させた罪が関係した，いわゆる重大事件だけです．医療事故の場合，関係するのはおもに業務上過失致死傷罪です．この法定刑は5年以下の懲役もしくは禁錮または100万円以下の罰金なので，死刑とか無期懲役・禁錮には当てはまりませんし，故意の犯罪行為でもありません．なので，裁判員裁判になることはありません．ちなみに，看護師が関係する医療事故事件のほとんどは不起訴（起訴猶予）になるか，略式命令と言って，本人が裁判所で裁判を受けずに，書面審理になるものがほとんどです．裁判になるものはかなり少ないですね．

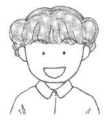

フレナースなす子：へ～，そうなんですね．

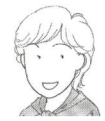

りつか先生：ですから，みなさんは裁判の被告席に立たされることは，おそらくないと思いますが，裁判員になることは十分にありますよ．

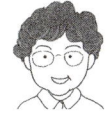

ベテナースお松：何千人かに1人が，裁判員になる可能性がある，って聞いたことがあるわ．私たちのだれかが，そのうち選ばれるかも知れませんね．

りつか先生：そうですね．そのときは，しっかり国民としての責任を果たしてくださいね．ちなみに，私は裁判員になれないんですよ．

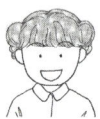

フレナースなす子：えっ，どうしてですか？　法律を専門にやっている人のほうが確かな気がしますけど．

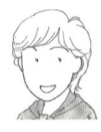

りつか先生：大学の法律学の教授・准教授は，裁判員の職務に就くことができないと決められているんですよ．ほかにも，弁護士のような司法関係者とか自衛官，都道府県知事や市町村長もですよ．それから，禁錮以上の刑に処せられた人なども，一般的に裁判員になれません．

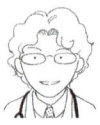

イケメン先生：うわ，りつか先生は，ここでは，犯罪を犯した人と同じ扱いですか！

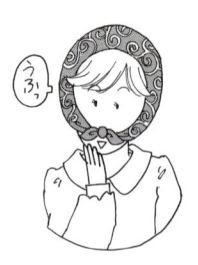

りつか先生：これも，裁判に，国民のみなさんの意見を反映させて，裁判や司法への信頼性を向上させるためだからですよ．

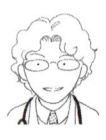

イケメン先生：そうですか．

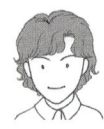

アラフォーナースけん子：じゃあ，そろそろみなさん，裁判傍聴も無事できたことですし，このあたりで，何か，おやつでも食べに行きますか？　なす子ちゃん，何が食べたい？

フレナースなす子：おやつ，食べられるんですか?!　しかも，私が決めていいんですか?!

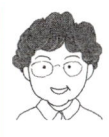

ベテナースお松：いいわよ．なす子ちゃんは，いつもがんばっていますからね．

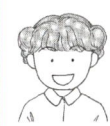

フレナースなす子：それなら，本通りのあの喫茶店に行って，瀬戸内でとれたおいしいレモンで作ったケーク・オ・シトロンを食べる!! あ〜，でもやっぱり，三次ピオーネで作ったタルト・オ・ピオーネにしようかな!! それとも，……．

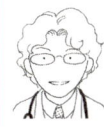

イケメン先生：なす子ちゃんは，薬の名前はなかなか覚えられないのに，スィーツの名前になるとすらすらといくらでも出てくるんだね．

フレナースなす子：ドキッ．それは薬の名前がむずかしいからです．例えば，世の中には殺虫剤のムシトールとか，除草剤のクサトールとかいったものがあって，これはとても覚えやすいじゃないですか．だったら，熱が出た時にはネツサガールとか，救急時にはイキカエールとか，タスカールとか，っていう名前の薬があったら，私でもすんなり覚えられマース．

イケメン先生：そうだねぇ，ドラマのERの世界ならカッコいいかもしれないけどね．「ウェンディ！ ハリー・アップ！ イキカエール，10 ミリグラム・ワンショット！」「オーケー！ ドクター・デイヴィッド，ドゥー・ユー・ニード・タスカール？」なんて，一見いい感じには聞こえるかも知れないけどね．でも，ここは日本だよ．「イキカエール 10 ミリグラムワンショットしました！」，「だめだ，心拍動が戻らない！」，「こーなったら，イキカエールスーパーを用意してくれ！ ついでに，カミダノーミもだ!!」ってやってると，家族から，「先生！ 看護師さん！ まじめにやってください!!」って，なっちゃいそうだよね．というわけで，なす子ちゃん，ちゃんと薬の名前を覚えてね．

その後，お店でケーク・オ・シトロンとタルト・オ・ピオーネの両方をほおばるなす子であった．

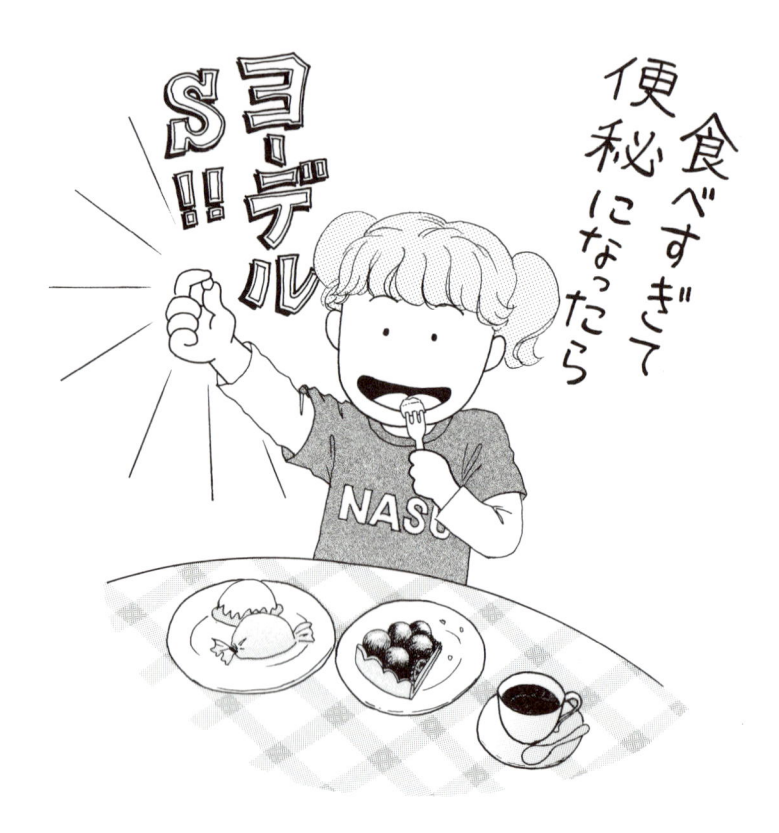

プリセプターナースのリスクマネジメント・BOOK

食べすぎて便秘になったら　ヨーデル S!!

（本当にあります．藤本製薬株式会社から発売されている下剤です．）

3 看護事故－民事責任編

Q&A 2 刑事責任が問われる場合の手続きの流れは？

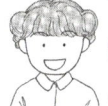

フレナースなす子：もし，看護師が医療事故で刑事責任を問われるようなことになった場合，どんなことが待っているんでしょうか．警察の取り調べは厳しいけれど，食事にはカツ丼が出るっていう噂を聞いたんですけど．

りつか先生：カツ丼は出ませんよ．言っときますけど，胸ぐらをつかまれたりもしませんからね．

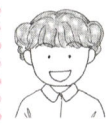

フレナースなす子：な〜んだ，カツ丼と胸ぐらは，昔の刑事ドラマの中だけなんですね．

りつか先生：そうです．さて，この図が，一般的な刑事責任が問われる場合の手続きの流れです．まず警察での事情聴取があります．警察署に呼ばれて，事故の経過の説明などをするようになります．検察に送致されると，検察でも事情聴取がありますよ．

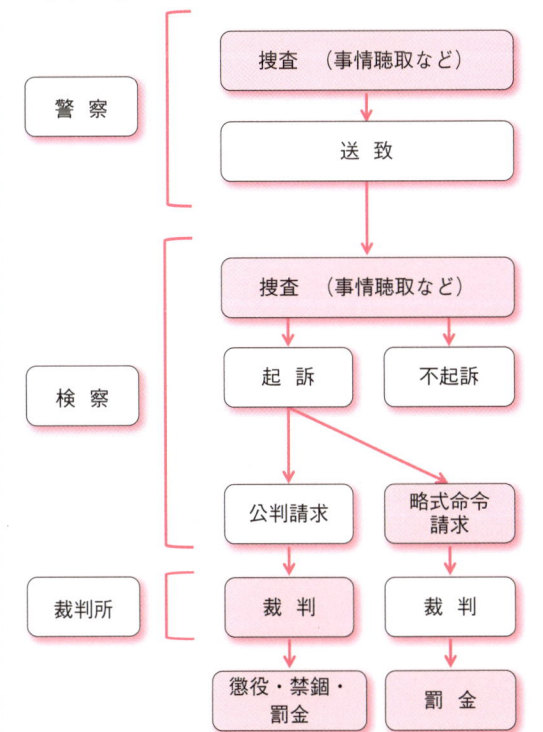

フレナースなす子：2回も事情聴取があるんですね．

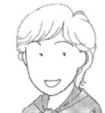

りつか先生：最初に病院内でもリスクマネジャーとか医療安全管理部などの事情聴取もあるから，何度も同じことをきかれることになりますよ，その看護師さんにとっては．

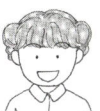

フレナースなす子：確かに．

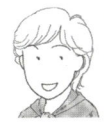

りつか先生：検察での事件処理が進んで，不起訴となれば，それで終わりです．それ以上の手続きはありません．

フレナースなす子：起訴されると？

```
警察  ┌ 捜査（事情聴取など）
      │       ↓
      └    送 致
              ↓
検察  ┌ 捜査（事情聴取など）
      │   ↓         ↓
      │  起訴      不起訴
      │   ↓         
      └ 公判請求  略式命令請求
             ↓         ↓
裁判所     裁 判     裁 判
             ↓         ↓
         懲役・禁錮・  罰金
            罰金
```

☐ 事故に関係した看護師が直接かかわる場面

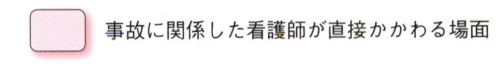

図1．一般的な刑事責任が問われる場合の手続き

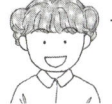

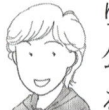

りつか先生：起訴の場合は，ほとんどが略式命令請求となっています．これは，公判を開かず，簡易裁判所が書面審理で刑を言い渡す簡易な刑事裁判手続きによる裁判を求めるものです．これには，略式手続きによることについて異議がない旨の書面（申述書）が必要ですので，この段階で検察官や担当弁護士さんから，略式手続きについて説明があり，申述書を作成するようになります．

　後は，罰金刑となれば，罰金を納めてください．略式命令の内容が不服であれば，この段階で，公判請求といって，裁判を開くことを請求することも可能ですよ．

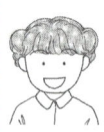

フレナースなす子：なるほど．しかし，いずれにしても，このルートには乗りたくないですね．

りつか先生：私もみなさんがそうならないことを願っています．

☑ キーワードチェック

起訴（きそ）とは………裁判所に対し，請求について判決をするよう法定の手続に従って求めることをいいます．

不起訴（ふきそ）とは………検察官の判断により，公判請求や略式請求がされない処分をいいます．罪にあたるが処罰しなくてもよいとか，罪にはあたらないなどの判断です．

略式命令（りゃくしきめいれい）とは………裁判所が公判を開かず，書面審理によって一定範囲の財産刑，つまり罰金（100万円以下）または科料（1,000円以上1万円未満）を科すことです．略式命令を受けた者や検察官は，その命令が納得いかなければ，正式裁判の請求をすることができますが，ほとんどの場合は，その略式命令で確定しています．

懲役（ちょうえき）とは………刑務所に入り，作業をしなければなりません．この作業に対しては，お金が支払われます．作業報奨金といわれますが，1人1月当たり平均約4,200円（法務省ホームページ），1時間当たりにすると20～30円といったところでしょうか．

禁錮（きんこ）とは………刑務所に入りますが，作業をしなくてもいいところが懲役と違うところです．ですが，実際には作業をする人が多いそうです．

3 看護事故−民事責任編

Q&A 3　民事責任が問われる場合の手続きの流れは？

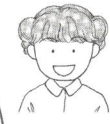

フレナースなす子：民事責任が問われる場合の手続きってどうなっているんですか？

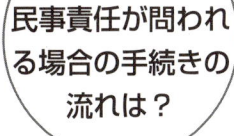

りつか先生：一般的な民事裁判の流れを図に示しますね．病院側はおそらく弁護士を立てますから，まず弁護士さんとの打ち合わせがあるでしょうね．裁判で，事故に関係した看護師さんが出る場面は，証拠調べの段階ですね．ここで，証人尋問や本人尋問があります．証人になった場合は，偽りを述べないという宣誓をする義務があります．宣誓をした後に，うその供述をすると，証人は偽証罪として刑事罰（3月以上10年以下の懲役）の対象となりますし，当事者本人がうその供述をすると，過料（10万円以下）を支払うというペナルティーを課せられます．

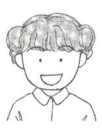

フレナースなす子：うそに対しては厳しいんですね．

りつか先生：そうですよ．さて，その事故に関係した看護師さんが被告（訴えられた人）の証人や被告本人であれば，まず被告の弁護士が尋問します．その後，原告（訴えた人）の弁護士が尋問します．裁判官も，補充的な尋問を行います．

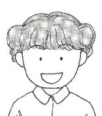

フレナースなす子：あれこれ何回も聞かれるんですね．

りつか先生：そうです．その後の裁判手続きは，弁護士さんが対応するようになるでしょうね．和解とか判決が出たら，弁護士さんから報告があるでしょう．民事の場合は，損害賠償となっても，保険を使うことになるでしょうから，直接，看護師さんが相手の人（原告）に損害賠償のお金を支払うということはないでしょう．

```
訴えの提起
   ↓
第1回口頭弁論
   ↓
争点整理手続 ──────┐
   ↓              │
証拠調べ（証人・本人）──┤ 和解 ──┐
   ↓              │        │
鑑　定 ──────────┤        │
   ↓              │        │
弁論終結 ──────────┘        │
   ↓                       │
判　決                     強制執行手続
   ↓                       │
上　訴                      │
   ↓                       │
確　定 ─────────────────────┘
```

■ 事故に関係した看護師が直接かかわる場面

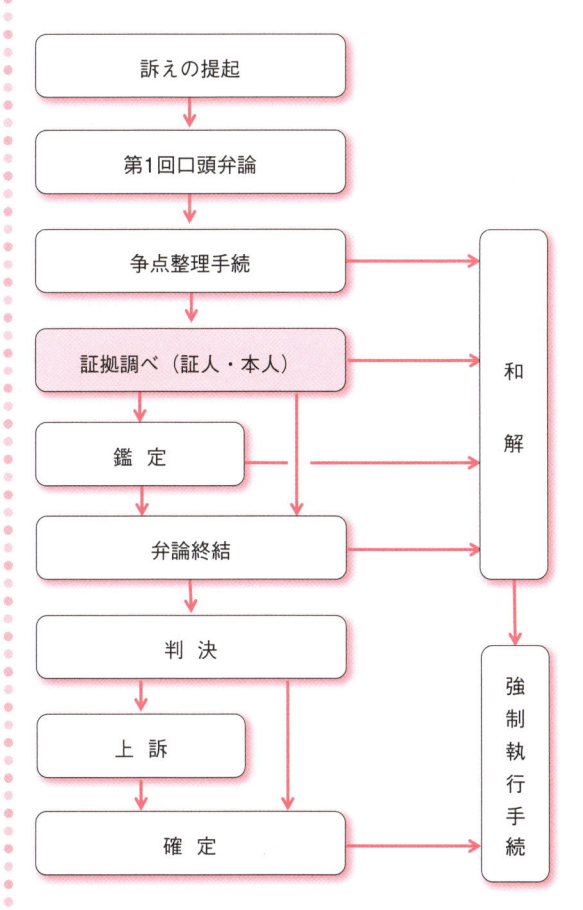

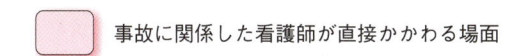

図2．一般的な民事裁判の流れ

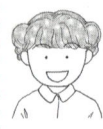

フレナースなす子：なるほど．今まで裁判のことをあまり知らなくて不安な感じがしてましたけど，だいぶ，すっきりしました．説明をありがとうございました．

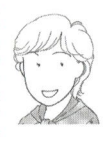

りつか先生：いえいえ，みなさんの不安を少しでも減らすことができれば，うれしいです．

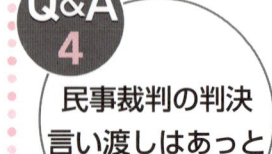

Q&A 4 民事裁判の判決言い渡しはあっという間？？

アラフォーナースけん子：刑事裁判の判決言い渡しを見ることができましたけど，民事裁判の判決言い渡しは見ませんでした．民事裁判の判決言い渡しは，刑事裁判と同じような感じなんですか？

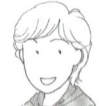

りつか先生：刑事裁判に比べると，ずいぶんあっさりしていると感じられるものが多いですよ．裁判官が事件番号を言って，たとえば，「主文，被告○○病院は，原告○○○○に対し，○○万円を支払え」とか，「主文，原告○○○○の請求を棄却する」といったような，主文の部分だけが朗読され，理由などは省略されることが多いんですよ．だから，あっという間に終わってしまいます．みなさんが傍聴に行かれると，「えっ，これで終わり？」って，拍子抜けするかもしれないですね．

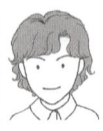

アラフォーナースけん子：はぁ，そうなんですか．刑事裁判と民事裁判の判決言い渡しはずいぶん雰囲気が違うんですね．

りつか先生：そうですね．それから，判決書は原告と被告に送達され，それぞれが判決書の送達を受けた日から14日以内に控訴をしなければ，判決は確定します．

3　看護事故－民事責任編

Free Talk　最後にみんなで

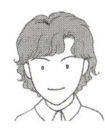

アラフォーナースけん子：りつか先生，今回もどうもありがとうございました．

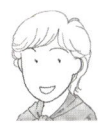

りつか先生：いえいえ，どういたしまして．みなさんのお役に立っていればいいんですけど．

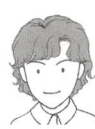

アラフォーナースけん子：とても役立っています．このような機会はなかなかないので，本当にありがたいです．それから，参加したみなさんも，どうもお疲れさまでした．なす子ちゃん，今回の感想はいかがですか．

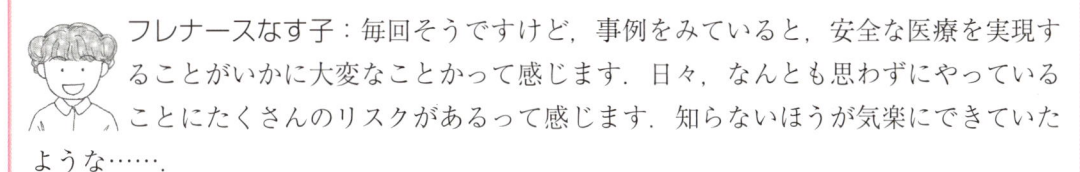

フレナースなす子：毎回そうですけど，事例をみていると，安全な医療を実現することがいかに大変なことかって感じます．日々，なんとも思わずにやっていることにたくさんのリスクがあるって感じます．知らないほうが気楽にできていたような……．

ベテナースお松：何を言っているの．そういう無知から事故は起こってくるのよ．「よくそうでは困ります事件」とか，「すぐに出ました事件」，それから，「10秒間のできごと事件」も，事故を防ごうと思ったら，重要なのは**KY（危険予知）**でしょ．KY力をつけようと思うと，前例を勉強するというのが，一番の早道と思うわよ．

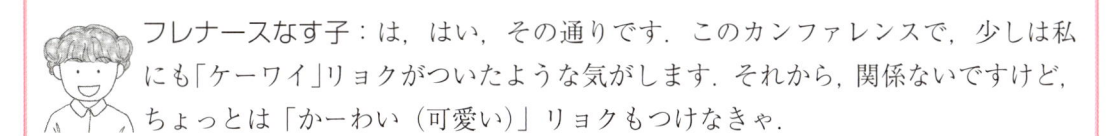

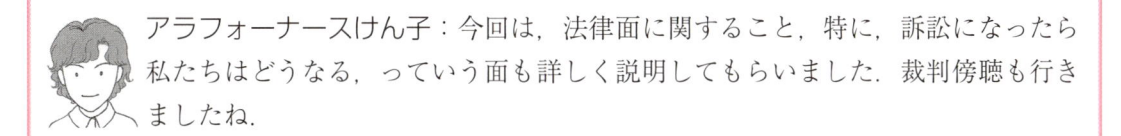

フレナースなす子：は，はい，その通りです．このカンファレンスで，少しは私にも「ケーワイ」リョクがついたような気がします．それから，関係ないですけど，ちょっとは「かーわい（可愛い）」リョクもつけなきゃ．

ベテナースお松：（ちょっと，おざなりに）もうじゅうぶん「かーわい」力もありますよ．

アラフォーナースけん子：今回は，法律面に関すること，特に，訴訟になったら私たちはどうなる，っていう面も詳しく説明してもらいました．裁判傍聴も行きましたね．

フレナースなす子：サイバンボーチョーははじめての経験で，興味深かったです．かっこいい弁護士さんや検事さんがおられました！

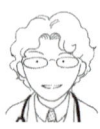

イケメン先生：なす子ちゃん，ちょっと，見る視点が違うんじゃない？　しかし，もし自分が被告席とかいたら，傍聴席に知らない人がたくさんいると，おれは見せ物じゃない的な気持ちになりそうですけど．

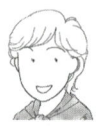

りつか先生：でも，密室で裁判されても困るんじゃないでしょうか？

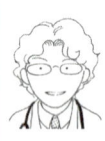

イケメン先生：そういわれると，そうですが．

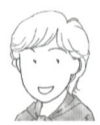

りつか先生：裁判は公開が原則ですからね．裁判の場面に，国民の目が入るというのはとても大事なことと思いますよ．

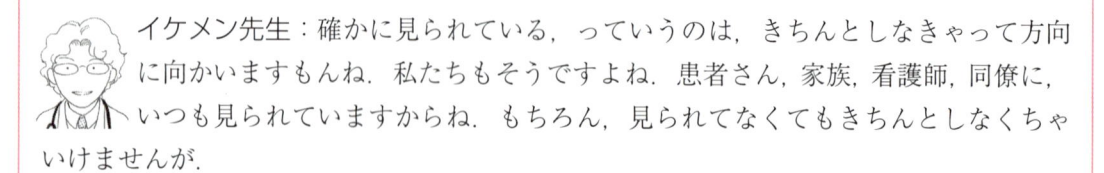

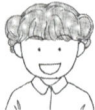

イケメン先生：確かに見られている，っていうのは，きちんとしなきゃって方向に向かいますもんね．私たちもそうですよね．患者さん，家族，看護師，同僚に，いつも見られていますからね．もちろん，見られてなくてもきちんとしなくちゃいけませんが．

フレナースなす子：はい，私も，見られてなくてもがんばります！　（心の中で，「イケメン先生に見られていると，ますますがんばります！」）

イケメン先生：それから，医療事故シミュレーションもよかったですね．シチュエーションを変えて，いろいろな場面でのシミュレーションをやってみるといいですよね．事故だけでなく，今時ですから，クレーマー患者が文句を言ってきた場面とかも．

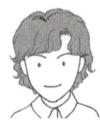

アラフォーナースけん子：クレーマー患者編はいいかもしれませんね．いざという時に，役立ちそうです．

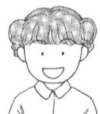

フレナースなす子：たとえば，覆面男が刃物を持ってやってきて，私が人質になってしまって，イケメン先生が助けに……．

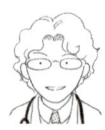

イケメン先生：行きません！　危なくて．しかもそれは，クレーマー患者を超えて，凶悪犯です！　完全に警察の仕事です！

3　看護事故-民事責任編

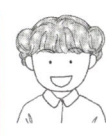

フレナースなす子：先生，冷たい．

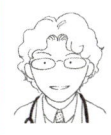

イケメン先生：それは，冷たいとか冷たくないとかの問題じゃなくて．それは，もう病院スタッフではなくて警察の領域です！

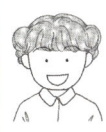

フレナースなす子：じゃあ，先生が，その時だけ，ケーサツになれば？

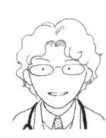

イケメン先生：なれません！

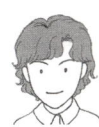

アラフォーナースけん子：2人で盛り上がっているところ申し訳ありませんが．この辺りで，終わりにして，またまた，みんなで打ち上げにいきましょう．どこに行きますか？

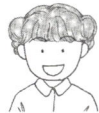

フレナースなす子：みんなでバレーボールのJTサンダーズを応援に行きましょう！　ご存知，広島のバレーボールチームよ！　そのあとは，流川のカラオケで歌いまくり！　締めは，広島つけメン！　完璧なコースだわ．

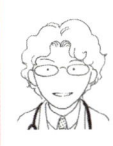

イケメン先生：あいかわらず，なす子ちゃんはローカルだね．

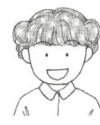

フレナースなす子：カラオケはナイス「ボーカル」よ！

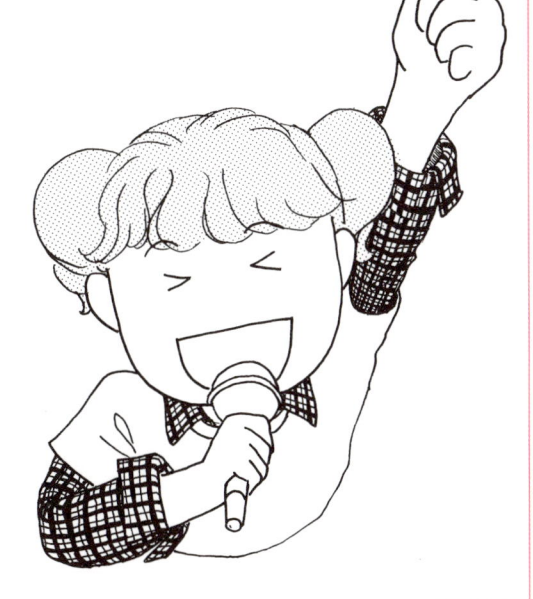

裁判例の出典

【Case 1】京都地裁平成15年11月10日判決，大阪高裁平成16年7月7日判決（刑事）：飯田英男著「刑事医療過誤Ⅱ［増補版］」，判例タイムズ社，東京，585頁，2007
　　　　　京都地裁平成18年11月1日判決（民事）：裁判所ホームページ裁判例情報
【Case 2】名古屋地裁平成14年3月15日判決：裁判所ホームページ裁判例情報
【Case 3】広島高裁平成24年5月24日判決：裁判所ホームページ裁判例情報
【Case 4】福岡地裁平成19年6月26日判決：判例時報1988号56頁
【Case 5】千葉地裁平成23年10月14日判決：裁判所ホームページ裁判例情報
【Case 6】福岡高裁平成24年7月12日判決：TKC法律情報データベースLEX/DBインターネット
【Case 7】最高裁平成16年9月7日判決：裁判所ホームページ裁判例情報
【Case 8】名古屋地裁平成19年4月25日判決：裁判所ホームページ裁判例情報

● Q&A 1

東京簡略式平成16年4月16日：飯田英男著：刑事医療過誤Ⅱ［増補版］，判例タイムズ社，東京，809頁，2007

参考文献

1) 前田正一編：医療事故初期対応．医学書院，東京，2008
2) 和田仁孝，手嶋 豊，中西淑美 編著：医療事故対応の実践 判例と実例に学ぶ．三協法規出版，東京，2009
3) 厚生労働省：重篤副作用疾患別対応マニュアル―アナフィラキシー，2008
　（http://www.info.pmda.go.jp/juutoku/file/jfm0803003.pdf）
4) 社団法人日本化学療法学会臨床試験委員会皮内反応検討特別部会：抗菌薬投与に関連するアナフィラキシー対策のガイドライン（2004年版）．
　（http://www.chemotherapy.or.jp/guideline/hinai_anaphylaxis_guideline.pdf）
5) 国立大学附属病院長会議常置委員会医療安全管理体制担当校：国立大学附属病院における医療上の事故等の公表に関する指針（改訂版）．国立大学附属病院長会議常置委員会，東京，2012
6) 畔柳達雄，高瀬浩造，前田順司編：わかりやすい医療裁判処方箋―医師・看護師必読の書．判例タイムズ社，東京，2004
7) 中山研一，甲斐克則編著：新版 医療事故の刑事判例．成文堂，東京，2010

終わりに

　この本を読んでくださったみなさま，本当にありがとうございます．ついに本シリーズも3作目となりました．登場するキャラクターにとても愛着があり，特になす子ちゃんの成長を願っています．今回は，医療事故のシミュレーションに裁判傍聴なども通して，なす子ちゃんの成長ぶりを感じていただけましたでしょうか？

　私は，知人から「なす子のモデルはあなた？」と聞かれます（違うはずなのですが……）．よ〜く考えてみると，フレナースの頃から周りの方々に教えてもらい，助けてもらったことを思い出し，その問いがあながち間違った指摘ではなかったことに思い至りました．思い出すと背筋がぞっとするヒヤリハット……なす子だった私がここまで無事に看護師として続けてこられたのも，私にとってのお松様やけん子さんなど，本当に多くの方々の支えがあったからだとあらためて感謝しています．今も周りの方に助けてもらいながらの毎日ですが，私も何か役立つこと，伝えられることがあるはずと思い，この企画に参加しています．

　以前は訴訟，裁判という言葉には，漠然とした怖いイメージばかりが先行し，難しい専門用語に？？？でした．しかし，なす子ちゃんとともに，裁判の様子など普段知るチャンスのないことにも触れることができました．事例を検討する最中は，当事者のことを考えるといたたまれない気持ちになりますが，その事から学び，同じ事が起きないように今後の医療に生かして行くことが大事だと心から思えます．読んでいただいた方の中には，お松様やけん子さんの立場の方もおられると思います．それぞれの立場で感じていただけることがあれば幸いです．忙しい業務のなかでちょっと立ち止まって考えてもらえるきっかけになればいいなと思っています．

　最後に，原稿執筆に際しご協力いただきました方々および新興医学出版社の方々に，この場を借りて，心よりお礼申し上げます．

平成26年11月

著者を代表して
倉本　富美

Index

あ
アナフィラキシーショック……… 33,50
アレルギー体質……………… 50
ERCP ……………………… 21
医師法……………………… 36
異状死……………………… 36
異状死の届け出…………… 36
医道審議会………………… 12
医療事故（シミュレーション）… 32
医療事故調査委員会……… 36
医療水準…………………… 23
因果関係………………… 12,14
院内感染…………………… 25
おにぎり…………………… 29

か
ガイドライン……………… 23
簡易裁判所………………… 70
看護師免許の取り消し…… 12
感染………………………… 21
感染対策…………………… 21
カンファレンス…………… 44
危険予知…………………… 44
偽証罪……………………… 71
起訴……………………… 69,70
起訴猶予…………………… 65
急性エタノール中毒……… 10
救命処置…………………… 32
行政処分…………………… 12
業務上過失致死傷罪…… 11,26,65
業務停止…………………… 12
禁錮………………………… 70
刑事裁判…………………… 10
刑罰………………………… 10
KY活動……………………… 44
血管内播種性凝固症候群… 21
控訴………………………… 64
公判請求…………………… 70
5S…………………………… 44
誤嚥………………………… 29
個人情報保護……………… 46

さ
裁判員……………………… 59
裁判員裁判………………… 59
裁判傍聴…………………… 57
殺人……………………… 59,63
殺人未遂………………… 59,63
事故の公表………………… 37
自殺………………………… 53
事情聴取…………………… 69
銃砲刀剣類所持等取締法違反……… 59,63
守秘義務…………………… 47
証拠調べ…………………… 71
証人尋問…………………… 71
食事の見守り……………… 29
白玉だんご………………… 30
神経損傷…………………… 18
神経麻痺…………………… 18
人工呼吸器………………… 10
生検………………………… 21
損害賠償…………………… 71

た・な
多剤耐性緑膿菌…………… 21
懲役……………………… 64,70
作り置き…………………… 25
DIC ………………………… 21
点滴注射…………………… 18
内視鏡的逆行性膵胆管造影検査… 21
入浴………………………… 42

は
ハードコピー……………… 34
罰金………………………… 70
罰金刑……………………… 70
秘密の漏洩………………… 47
不起訴………………… 65,69,70
ヘパリン加生理食塩水…… 25
変形性膝関節症…………… 42
傍聴券……………………… 57
本人尋問…………………… 71

ま・や・ら
民事裁判…………………… 10
熱傷………………………… 42
略式命令………………… 65,70
略式命令請求……………… 70
ロールキャベツ…………… 30

■著者プロフィール

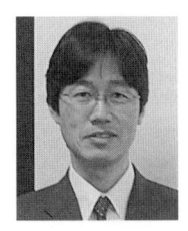

日山　亨（ひやま　とおる）
現籍：広島大学保健管理センター（医師）
ひとこと：病気は，その人の人生に大きな影響を与えます．その病気を持った人たちがやって来るのが病院であり，そこが私たちの職場です．患者さんに少しでも笑顔になっていただければ，と願っています．
小さいころの夢：プロ野球選手になって，芸能人と結婚すること．
一度でいいからやってみたいこと：「なす子」と「お松」で，涙あり笑いありのヒューマンドラマを映画化すること．もちろん，狙うはアカデミー賞です！

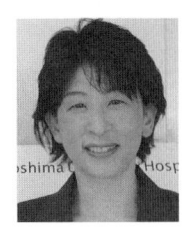

倉本　富美（くらもと　ふみ）
現籍：三次地区医療センター（看護師）
ひとこと：日々忙しい業務の中で，一人の患者さんと接する時間も限られ，また他部門との連携も必要ななか，コミュニケーションの大切さを実感しています．良い関係を築くために，人としてまた専門職としての感性を育てていけたらと思っています．
小さいころの夢：空を飛ぶこと．バケツで作ったような大きなプリンを食べる．
一度でいいからやってみたいこと：フライトボード（手足に付けたチューブの水圧で空に浮く）やパラグライダーで空を飛ぶこと．

■イラストレーター　いいだいずみ

■編集協力
広島大学保健管理センター長　吉原　正治
広島大学病院医療安全管理部
広島大学大学院法務研究科（法科大学院）　日山　恵美

©2014　　　　　　　　　　　　　　第1版発行　2014年11月20日

プリセプターナースのリスクマネジメント・BOOK
医療事故シミュレーションでスキルアップ！

（定価はカバーに表示してあります）

検印省略	編著	日　山　　　亨
		倉　本　富　美

発行者　　　　林　　峰　子
発行所　　　株式会社　新興医学出版社
〒113-0033　東京都文京区本郷6丁目26番8号
電話　03(3816)2853　　FAX　03(3816)2895

印刷　大日本法令印刷株式会社　ISBN 978-4-88002-751-7　郵便振替　00120-8-191625

・本書の複製権・上映権・譲渡権・公衆送信権（送信可能化権を含む）は株式会社新興医学出版社が保有します．
・本書を無断で複製する行為，（コピー，スキャン，デジタルデータ化など）は，著作権法上での限られた例外（「私的使用のための複製」など）を除き禁じられています．研究活動，診療を含み業務上使用する目的で上記の行為を行うことは大学，病院，企業などにおける内部的な利用であっても，私的使用には該当せず，違法です．また，私的使用のためであっても，代行業者等の第三者に依頼して上記の行為を行うことは違法となります．
・JCOPY〈(社) 出版者著作権管理機構　委託出版物〉
本書の無断複写は著作権法上での例外を除き禁じられています．複写される場合は，そのつど事前に，(社) 出版者著作権管理機構（電話 03-3513-6969，FAX 03-3513-6979，e-mail：info@jcopy.or.jp）の許諾を得てください．